INGE SCHÖPS

YOGA for EveryBody

KNAUR

INGE SCHÖPS

YOGA for EveryBody

schmerzfrei und entspannt in
SCHULTERN UND NACKEN

Die 33 wirksamsten Übungen

KNAUR

Die Angaben und Informationen in diesem Buch spiegeln die professionelle Meinung der Autorin wider, ersetzen jedoch keinesfalls die fachliche Beratung durch einen Arzt oder Apotheker und dürfen nicht als Grundlage zur eigenständigen Diagnose und Beginn, Änderung oder Beendigung einer Behandlung von Krankheiten verwendet werden. Konsultieren Sie bei gesundheitlichen Fragen oder Beschwerden immer den Arzt Ihres Vertrauens. Die Autorin und der Verlag übernehmen keine Haftung für eventuelle Schäden, die sich direkt oder indirekt durch unsachgemäße Anwendung der hier vorgestellten Methoden ergeben. Sie übernehmen auch keinerlei Verantwortung für medizinische Forderungen.

Besuchen Sie uns im Internet:
www.knaur.de

MIX
Papier aus verantwortungsvollen Quellen
FSC® C004592
FSC www.fsc.org

Originalausgabe Januar 2020
Knaur.Leben Taschenbuch

Redaktion: Anke Schenker
Covergestaltung: ZERO Werbeagentur GmbH, München
Coverabbildung: © Günter Beer
Innenteil: Alle Übungsbilder von Günter Beer
Alle weiteren Abbildungen, Illustrationen, Schmuckelemente und Hintergründe: Shutterstock.com
Übungszeichnungen S. 32–39: Carlotta Bönig, Autorenfoto auf S. 144: Daniel Schöps
Satz: atelier-sanna.com, München
Druck und Bindung: Firmengruppe APPL, aprinta druck, Wemding
ISBN 978-3-426-87820-0

5 4 3 2 1

Inhalt

Immer schön locker bleiben in Schultern und Nacken!

Ich freue mich sehr über dein Interesse an meinem Buch. Da du es in der Hand hältst, bist wohl auch du von gelegentlichen oder chronischen Schulter- und Nackenverspannungen oder gar starken Schmerzen betroffen. Dann entscheide dich bewusst, mehr Lockerheit und Leichtigkeit in deine Schulter- und Nackenpartie zu bringen … und wer weiß, damit vielleicht sogar in dein Leben! »Leichter gesagt als getan«, wirst du vielleicht jetzt seufzen. Aber aus eigener Erfahrung heraus kann ich eindeutig sagen: Was sich wie ein nicht einlösbares Werbeversprechen anhört, ist tatsächlich machbar!

Es gibt nichts Gutes, außer du tust es

Mit deinen Beschwerden bist du in bester Gesellschaft. Kaum jemand ist nämlich vor Nacken- und Schulterschmerzen gefeit. Ähnlich wie Rückenschmerzen gehören sie zu den am weitesten verbreiteten Beschwerden und erwischen beinahe jeden von uns irgendwann einmal im Leben. Wenn kein Unfall oder eine OP der Grund ist, sind die Ursachen meist hausgemacht: Eine schlechte Haltung und Fehlbelastungen stehen an erster Stelle, dicht gefolgt von chronischem Stress. Das sind also durchaus Ursachen, auf die du direkten Einfluss hast. Was Fluch und Segen zugleich ist: Du kannst etwas gegen deine Schmerzen tun, aber nur DU kannst es tun!

Dein Körper ist dein Freund

Manchmal bedarf es nur eines kleines Twists im Geiste, um Nacken- und Rückenbeschwerden etwas Positives abzugewinnen. Betrachte deinen Körper als deinen Freund, dem du vertrauen kannst. Wenn er dir also schon Alarmsignale in Form von Schulter- und Nackenbeschwerden sendet, lohnt es sich, hinzuschauen und die Ursachen nachhaltig und langfristig zu beheben. Zum Beispiel mit Yoga!

Yoga lässt dich dein Leben leichter schultern

Vielleicht übst du schon Yoga oder kommst über deine Beschwerden zum Yoga. Beides ist gut. Denn die regelmäßige Praxis kann dir zum einen bei Beschwerden Linderung verschaffen, zum anderen beugt sie Beschwerden vor, indem sie dich aus negativen Bewegungsmustern herausholt und dir hilft, positive Bewegungsmuster zu etablieren. Wie immer wirkt die Praxis auf allen Ebenen – körperlich, mental und emotional. Sie richtet dich im wahrsten und im übertragenen Sinne würdevoll auf, sodass du dein Leben leichter schultern kannst.

In diesem Sinne wünsche ich dir Lockerheit und Leichtigkeit in allen Bereichen!

Viel Freude beim Üben,
deine Inge

PS: Solltest du irgendwelche Fragen haben, schreibe mich gern an unter: info@yoga-on.com

Finde die Ursachen für deine Anspannung – Spezifisch oder unspezifisch?

Wer kennt das nicht: Die Schultern sind verspannt, und der Nacken schmerzt. Kein Wunder, denn Ursachen dafür drohen durch besondere Belastungen in unser aller Arbeits- oder Privatleben. Ob durch eine angespannte, unkontrollierte Körperhaltung oder gar Fehlhaltungen wie z. B. vor dem Computer, dem mittlerweile so weitverbreiteten »Handy-Nacken« oder einfach nur durch unachtsames Gehen, Stehen oder Sitzen – die Palette der Ursachen ist groß.

Mediziner unterscheiden ähnlich wie bei Rückenschmerzen zwischen spezifischen und unspezifischen Schulter- und Nackenschmerzen. Bei unspezifischen Schmerzen liegt keine krankhafte Veränderung vor bzw. ist die Ursache nicht klar erkennbar.

Die meisten Nacken- und Schulterschmerzen, nämlich ca. 90 Prozent, können zwar im Alltag sehr belastend sein, sind aber unspezifisch und damit »ungefährlich«. Sie haben keine organische Ursache, sondern gehen auf muskuläre und/oder fasziale Verspannungen und daraus resultierende Muskelverhärtung oder Verklebungen in den Faszien zurück.

Die gute Nachricht vorweg: Unspezifische Schulter- und Nackenschmerzen können mit etwas Geduld und Übung deutlich verbessert und langfristig und nachhaltig behoben werden!

Erforsche die Ursachen für deine Schmerzen

Bei akuten und vor allen Dingen unklaren Schulter- und Nackenschmerzen ist es besser, belastende Arbeiten erst einmal zu vermeiden, besonders schulter- und nackenbelastende Bewegungen. In den meisten Fällen ist eine sanfte Mobilisation hilfreich, es sei denn, die Schmerzen werden dadurch stärker. Dann ist der Arzt gefragt!

Wenn du sehr starke Nacken- und/oder Schulterschmerzen hast, ob akut oder bereits chronisch, solltest du auf jeden Fall einen Arzt aufsuchen. Um der Ursache auf den Grund zu gehen und vor allen Dingen, um bestimmte Erkrankungen als Ursache ausschließen zu können.

Mediziner definieren Nacken- und Schulterschmerzen wie folgt:
akut: 0–3 Wochen
subakut: 4–12 Wochen
chronisch: länger als 12 Wochen

Spezifische Schulter- oder Nackenschmerzen

Konsultiere bitte unbedingt einen Arzt bei:

- Verletzungen durch einen Unfall oder Sturz (Stichwort Schleudertrauma),
- Schmerzen in Verbindung mit Lähmungserscheinungen, Schwindel, Übelkeit,

- sich plötzlich und stark verschlimmernden Nacken- und/oder Schulterschmerzen,
- Wirbelschäden in der Halswirbelsäule,
- Bandscheibenvorwölbung/-vorfall,
- bekannten oder möglichen Tumorerkrankungen oder rheumatischen Erkrankungen,
- Arthrose oder Knochenerkrankungen wie z. B. Osteoporose,
- Infektionen oder Schmerzen in Verbindung mit einer unerklärlichen Gewichtsabnahme,
- möglichen Nebenwirkungen von Medikamenten.

In diesen Fällen besprichst du dich bitte mit deinem Arzt und übst nicht auf eigene Faust die Übungen in diesem Buch.

Unspezifische Schulter- und Nackenschmerzen

In der Regel ist es aber so, dass unspezifische Ursachen für deine Nacken- und Schulterschmerzen verantwortlich sind. Wenn du diese erforschst, musst du nicht lange suchen, sondern stößt zügig auf die Klassiker, die unser aller Alltag leider viel zu oft bestimmen.

Ursachen für unspezifische Schulter- und Nackenschmerzen können sein:

- falsche Haltung und einseitige Belastung bei der Arbeit und/oder beim Sport,
- körperliche Belastung bei der Arbeit und/oder beim Sport,
- unzureichend trainierte Nacken- und Schultermuskulatur,
- Überlastung der Nacken- und Schultermuskulatur,
- mangelnde Bewegung,
- Übergewicht,
- Schwangerschaft,
- chronischer Stress,
- Überforderung im Job,
- emotionale Belastungen,
- Angst- und/oder Essstörungen,
- Depressionen, depressive Verstimmungen.

Gemein, aber mit zunehmendem Alter nehmen die Beschwerden häufig zu, wenn damit degenerative Veränderungen am Bewegungsapparat einhergehen. Ein Prozess, dem du aber mit den Übungen in diesem Buch entgegenwirken kannst.

Move it, baby

Wenn die spezifischen Ursachen auszuschließen sind und es sich bei deinen Beschwerden um »normale« Verspannungen handelt, dann wären Schonung und Ausruhen geradezu kontraproduktiv. Je schwächer deine Nacken- und Schultermuskulatur ist, desto anfälliger ist sie für Schmerzen!

Aus Angst vor Schmerzen ist deine erste Reaktion vielleicht, dich zu schonen oder bestimmte Bewegungen zu vermeiden. Aber gerade dadurch verstärkst du die Verspannungen. Wenn du in eine starre Position verfällst, unterstützt du die Verspannung und Verhärtung umso mehr, und die Schmerzen können sich verstärken.

Erst stärken, dann dehnen

Es ist gar nicht so einfach, chronisch verspannte Nacken- und Schultermuskulatur einfach mal so loszulassen und zu entspannen. Deshalb ist es sinnvoller, die Muskulatur erst einmal zu stärken und im zweiten Schritt zu dehnen. Wenn ein chronisch verspannter Muskel wieder lernt, sich bewusst anzuspannen, kann er auch wieder lernen loszulassen.

Deshalb ist es gerade bei akuten unspezifischen Nacken- und Schulterbeschwerden wichtig, in Bewegung zu bleiben! Sanft und achtsam natürlich, mit all deiner Aufmerksamkeit.

Finde eine würdevolle äußere Haltung

Wenn eine falsche Haltung und/oder einseitige Belastungen bei der Arbeit oder beim Sport die Hauptursache für unspezifische Nacken- und Schulterschmerzen sind, dann liegt ein Teil der Lösung doch klar auf der Hand:

Bewahre Haltung im Alltag

Beobachte einmal in deinem Alltag, wie du gehst, stehst und sitzt – am Computer, in der Besprechung, beim Lesen oder Lernen, am Esstisch, vor dem Fernseher. Wann und wo benutzt du dein Handy, dein iPad? Und welche Körperhaltung nimmst du bei all diesen Handlungen ein, die einen Großteil deiner Zeit in Anspruch nehmen?

Aller Wahrscheinlichkeit nach wirst du dich sehr häufig in der sogenannten Schlumpfhaltung wiederfinden. Eine Haltung ohne Bauchspannung, mit zu den Ohren hochgezogenen und vorgerundeten Schultern, den Kopf in der Halswirbelsäule im Nacken abgeknickt, das Kinn angehoben. Oder du hast einen Handy-Nacken mit stark nach vorn hängendem Kinn. Das tut ja schon beim Hinsehen weh! Und dann wundern wir uns, wenn wir Nacken- und Schulterschmerzen haben!

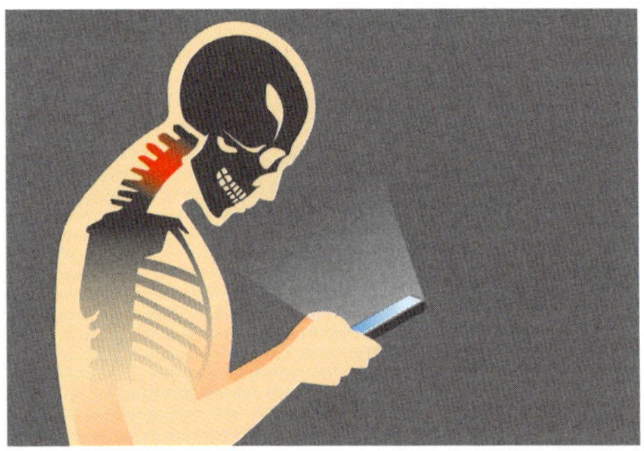

Forme eine würdevolle, aufrechte Haltung von der Pike auf

Egal ob du sitzt, gehst oder stehst, entlaste deine Wirbelsäule, deine Nacken- und Schultermuskulatur und richte dich immer wieder würdevoll auf:

- Stelle dein Becken gerade auf und aktiviere sanft deine tief liegende, dich von innen stützende Bauchmuskulatur, indem du dein Schambein etwas Richtung Bauchnabel ziehst und diesen leicht nach innen und oben ziehst.
- Ziehe deine gesamte Wirbelsäule lang, indem du dein Steißbein nach unten und deine Krone des Kopfes nach oben ziehst.
- Ziehe dein Brustbein Richtung Kinn und senke dein Kinn ein klitzekleines bisschen Richtung Brustbein ab, damit dein Nacken lang und aufrecht sein kann.
- Entspanne deine Schultern, indem du sie leicht nach hinten rollst und nach unten ziehst, weg von den Ohren.

Impuls: Lege dir als Impuls eine Hand auf den Hinterkopf und die andere auf die Krone deines Kopfes. Schiebe gleichermaßen in die Krone des Kopfes sowie in deinen Hinterkopf und spüre, wie dein Nacken ganz lang wird.

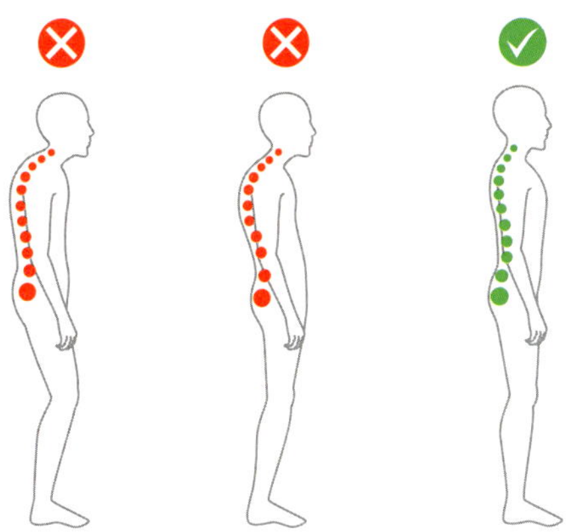

Simple, but not easy

Es ist so einfach, dass es fast schon erstaunlich ist, dass wir nicht die ganze Zeit so aufrecht gehen, stehen oder sitzen. Warum? Weil dein Körper die »Schlumpfhaltung« als Körpermuster verinnerlicht hat und immer wieder in diese vermeintliche »Bequemhaltung« zurückkommen möchte. Was tun?

»Pling« – der Achtsamkeits-Gong

Um deinem Körper eine neue und weitaus gesündere Haltung beizubringen, hat sich bei mir persönlich ein Achtsamkeitsgong bewährt, der von Thich Nhat Hanhs Glocke inspiriert ist. Die Glocke des weltweit bekannten und geschätzten Buddhisten und Mönchs erinnert in seinen Zentren mit ihrem Tönen daran, mit Achtsamkeit wahrzunehmen, was gerade ist – was man macht, wie man atmet, welche Haltung man hat. Analog dazu kann dich ein Achtsamkeitsgong, den es in vielen Apps gibt, zum Beispiel alle 15 Minuten mit einem leisen, sanften »Pling« daran erinnern, dir bewusst zu machen, welche Körperhaltung du gerade hast, und dir den Impuls geben, dich aufzurichten. Nach einer Weile geht dir dieses »Pling« in Fleisch und Blut über, sodass du den äußeren Ton nicht mehr brauchst, sondern ihn in dir hörst.

Zusatznutzen: Wenn du mit Kollegen in einem Büro sitzt, dann kannst du sie damit direkt zu einer würdevollen aufrechten Haltung animieren.

Kleine Aktion – großer Hebel

Um deine Nacken- und Schultermuskulatur konkret zu kräftigen und zu entspannen, übst du die Übungen in diesem Buch. Aber auch schon die kleine Veränderung, immer wieder in deinem Alltag in die aufrechte Haltung zu kommen, hat einen großen Hebel. Du wirst sofort eine Veränderung in deiner Nacken- und Schulterpartie wahrnehmen, wenn du immer öfter eine würdevolle Haltung einnimmst – die im Übrigen auch ausgesprochen positive Auswirkungen auf die mentalen und emotionalen unspezifischen Ursachen deiner Schmerzen hat, die wir uns im Folgenden näher anschauen.

Was sitzt dir im Nacken? Was lastet dir auf den Schultern?

Deine äußere »Schlumpfhaltung«, wie auf den Seiten 10–11 beschrieben, ist nicht nur Ausdruck eines festsitzenden Körpermusters, sondern kann auch Spiegel deiner inneren Haltung sein. Nicht umsonst finden wir Ausdrucksweisen wie »Mir sitzt die Angst im Nacken« oder »Ich breche unter der Last auf meinen Schultern zusammen« in unserer Sprache wieder.

Finde eine würdevolle innere Haltung

Die »Schlumpfhaltung« ist nicht nur Nachlässigkeit und Unachtsamkeit unserem Körper gegenüber, sondern kann eine ganz andere Funktion haben. Sie ähnelt eher einer Schildkröte, die sich unter ihren Panzer zurückzieht, um sich vor äußeren Bedrohungen zu schützen. Das Hochziehen der Schultern verspannt dabei die komplette Nacken- und Schultermuskulatur. Evolutionär betrachtet mag das früher Sinn gemacht haben, um bei physischen Angriffen den sensiblen Nacken zu schützen. Heute jedoch sind die Angriffe eher psychischer Natur und versetzen uns in permanente Alarmbereitschaft.

Die wesentlichen Gründe sind:

- chronischer Stress,
- Überforderung im Job,
- emotionale Belastungen,
- Angst- und/oder Essstörungen,
- Depressionen, depressive Verstimmungen.

Rückzug unter deinen Panzer

Stress und emotionale Belastungen, beruflich oder privat, können dir im wahrsten Sinne des Wortes »im Nacken sitzen« und »auf den Schultern lasten«. Dort können sich diese Belastungen unter anderem in schmerzhaften Verspannungen manifestieren. Deshalb ist es genauso wichtig, deine mentalen und emotionalen Muster zu beobachten, um zu verstehen, warum du meinst, dich schützen und unter deinen Panzer zurückziehen zu müssen. Die Gründe dafür können natürlich vielschichtig sein, und es ist unmöglich, hier alle ausführlich zu behandeln (siehe auch »Hilfe bei psychischen Störungen«). Aber ein erster Schritt kann tatsächlich die aufrechte, würdevolle Haltung sein.

Adieu, »Schildkröten-Schutzhaltung«

Probiere es gleich aus. Nimm eine würdevolle, aufrechte Haltung ein, wie auf den Seiten 10–11 beschrieben. Wenn du die Veränderung mit eigenen Augen sehen möchtest, dann stelle dich vor einen Spiegel. So wirst du unmittelbar einen Unterschied spüren!

Verweile in dieser aufrechten Haltung und schaue dir an, was dich stresst, was dich emotional beansprucht, was dich umtreibt. Vielleicht ist ja nicht alles auf einmal zu ändern, aber jeder noch so kleine Schritt, der dich aus einer Schutzhaltung herausbringt und dich zu deiner vollen mentalen und emotionalen Größe wachsen lässt, ist ein guter Schritt!

Yoga richtet dich auch innerlich auf

Neben all den wunderbaren physischen Effekten, die Yoga auf deinen Körper hat, richtet dich Yoga auch auf mentaler und emotionaler Ebene auf. Ganz sicher fühlst du dich nach der Praxis besser als vorher, egal in welchem Zustand du auf die Matte gegangen bist. Ob du nur kurz übst oder länger, mit der Zeit spürst du, wie du dich nicht nur körperlich würdevoller und aufrechter fühlst, sondern wie diese äußere Haltung mehr und mehr Einfluss auf deine innere Haltung hat. Ganz so, als würdest du dich von innen heraus immer mehr aufrichten und dein volles Potenzial ausschöpfen. So wirst du mit der Zeit auf mentaler und emotionaler Ebene:

- stärker und gleichzeitig gelassener,
- ruhiger, ausgeglichener und stressresistenter,
- vitaler und energiegeladener,
- mutiger, ausdauernder und konzentrierter,
- klarer in der Formulierung deiner Wünsche und Bedürfnisse.

Worauf also warten? Ab auf die Matte!

Hilfe bei psychischen Störungen

Nur der Vollständigkeit halber sei erwähnt, dass auch Themen wie deine Ernährungsweise (stark einseitige Ernährung, starkes Über- oder Untergewicht oder eine Essstörung) und deine psychische Verfassung (Angststörungen, Depressionen etc.) im Zusammenhang mit Nacken- und Schulterschmerzen relevant sind, wegen ihrer Komplexität hier jedoch nicht behandelt werden können. Solltest du betroffen sein, hole dir bitte entsprechenden kompetenten Rat.

Sonstige Therapien

Sonstige Therapien wie Physiotherapie, Reha, Schmerzmittel, Massage, Kälte- oder Wärmeanwendungen, Triggerpunktbehandlung etc. können auch hilfreich sein. Im Zweifelsfall stimme dich mit deinem Arzt ab.

Entwickle ein Verständnis für das Zusammenspiel von Wirbelsäule, Nacken- und Schultermuskulatur, Schultergelenk und Schulterblatt

Basics zur Wirbelsäule

Die Wirbelsäule sieht aus wie zwei aufeinandergestapelte »S«, was oft die »Doppelte S-Krümmung« genannt wird. Sie ermöglicht uns eine aufrechte Haltung, sodass wir uns in alle Richtungen bewegen können, und ist dabei für unsere Statik zuständig. Damit hat sie einiges zu tun in Anbetracht der vielen Bewegungsabläufe, die es vom »einfachen« Gehen – was auch schon ein sehr umfangreicher Ablauf ist – bis hin zu komplexesten sportlichen Höchstleistungen gibt. Damit aber nicht genug: Sie schützt das Gehirn wie ein Stoßdämpfer und umhüllt das Rückenmark im Rückenmarkskanal.

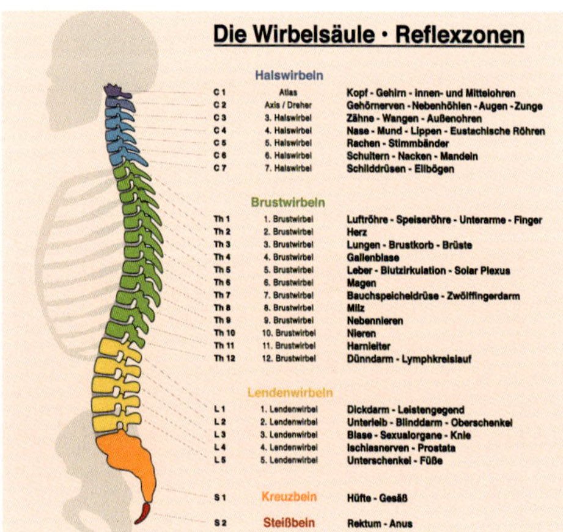

Krümmung der Hals- und Lendenwirbelsäule: Lordose
Krümmung der Brustwirbelsäule: Kyphose

Der Aufbau der Wirbelsäule

Die Wirbelsäule ist – wie der restliche menschliche Körper auch – ein kleines Kunstwerk. Sie besteht aus 33 Wirbeln. Jeder Wirbel wiederum besteht aus dem Wirbelkörper, der die tragende Funktion übernimmt, dem Wirbelbogen, der das Rückenmark wie den Heiligen Gral beschützt, den Facettengelenken, die die Wirbel miteinander verbinden, und den Gelenkfortsätzen, an denen die Muskulatur ansetzt. Die Bandscheiben liegen wie Stoßdämpfer zwischen den Wirbeln, federn jede Bewegung ab und verhindern, dass die Wirbel aufeinanderreiben.

Die Bewegungsmöglichkeiten deiner Wirbelsäule

Neutrale Haltung: Die Wirbelsäule ist in ihrer natürlichen doppelten S-Form ausgerichtet. Entwickle eine klare Vorstellung, wie stark ausgeprägt deine Lordosen und deine Kyphose sind.

Vorbeuge: Bei Vorbeugen wird deine gesamte Körperrückseite gestreckt. Insbesondere die Lendenwirbel werden entlastet, und deine Rückenmuskulatur wird entspannt und gedehnt.

Rückbeuge: Rückbeugen entstehen aus der Brustwirbelsäule und strecken deine Körpervorderseite. Dabei werden die Brustwirbel entlastet und bei aktiven Rückbeugen deine Rücken- und Bauchmuskulatur gestärkt.

Twist (Rotation): Die Drehungen um deine eigene Achse vitalisieren deine Wirbelsäule und lösen Verspannungen in der Rückenmuskulatur.

Seitbeuge: Seitbeugen komprimieren die Wirbelsäule auf der einen Seite und ziehen sie auf der anderen auseinander, sie aktivieren und entlasten deine Wirbelsäule also gleichzeitig.

Schwerstarbeiter Halswirbelsäule und Nackenmuskulatur

Die Halswirbelsäule und die Nackenmuskulatur haben wirklich einiges zu tun: Zum einen erlaubt die Halswirbelsäule im Vergleich zur Brust- und Lendenwirbelsäule den größten Bewegungsspielraum in alle Richtungen. Zum anderen balanciert sie das Gewicht unseres Kopfes auf unserem Körper (durchschnittlich ca. 6 kg), und das in alle möglichen beschriebenen Bewegungsrichtungen der Wirbelsäule. Die Nackenmuskulatur muss das ganze Konstrukt stützen. Dabei überstrecken wir unsere Halswirbelsäule oft, wenn wir z. B. am Computer in der »Schlumpfhaltung« sitzen, oder wir beugen sie zu stark, z. B. beim »Handy-Nacken« (siehe Seite 10). Wenn wir mit überstrecktem Nacken auch noch in die Drehung gehen, wird es ganz übel für die Halswirbelsäule. Und natürlich haben diese Fehlhaltungen auch fatale Auswirkungen auf die Nackenmuskulatur. Der Trapezmuskel und die Kopfwender verhärten sich durch die angespannten Haltungen, die Faszien verkleben (siehe auch Seite 16–17). So kommt es zu Nackenschmerzen, die meistens in den Hinterkopf ausstrahlen und sich dort gern im sogenannten Spannungskopfschmerz manifestieren. Oder sie strahlen in die Arme aus.

Integration der Halswirbelsäule – auch in der Asana-Praxis

Neben regelmäßigem Wechsel der Position, um die Nackenmuskulatur zu entspannen, ist es deshalb genauso wichtig, sie zu stärken

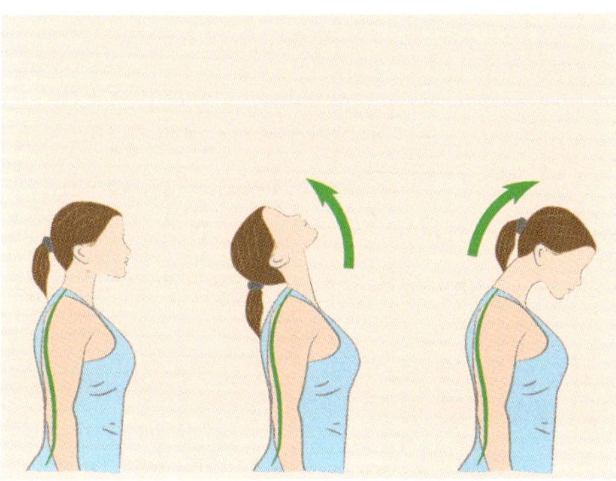

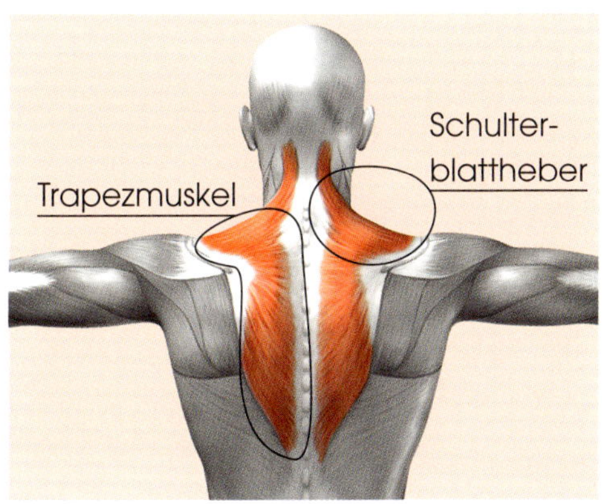

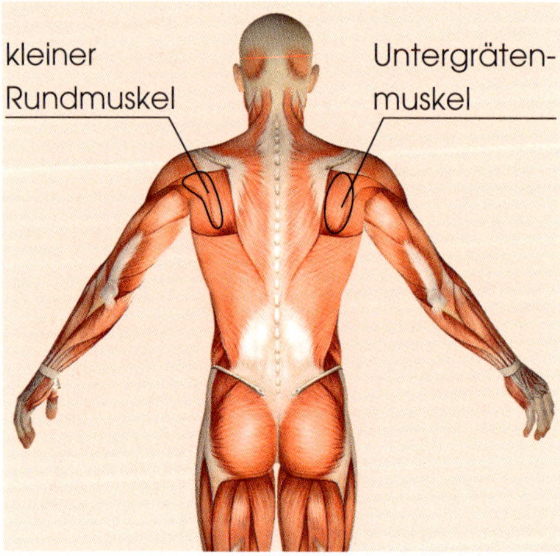

(z. B. mit den Yogaübungen in diesem Buch), damit sie die Halswirbelsäule bei ihrer Arbeit unterstützen und schützen kann. Und es ist wichtig, deine Halswirbelsäule in deine Bewegung zu integrieren. Richte deine Halswirbelsäule immer wieder in ihrer natürlichen Lordose aus, sodass sie weder überstreckt noch zu sehr gebeugt ist, insbesondere bevor du den Kopf drehst. Denke dabei an den Impuls, in den Hinterkopf und in die Krone des Kopfes gleichzeitig zu schieben, um deinen Nacken zu verlängern.

Anatomie der Schulter – wenig Stabilität

Die Ursachen für Schulterschmerzen können vielfältig sein. Ob Verspannungen, Verschleiß oder Entzündung – als Ursache für Schulterschmerzen kommen verschiedenste Faktoren infrage. Oft gehen die Probleme jedoch nicht vom Schultergelenk selbst, sondern von den umliegenden Muskeln, Sehnen, Bändern und Faszien aus.

Wenn man sich die Anatomie der Schulter näher anschaut, wird klar, dass das Schultergelenk eigentlich eine ziemliche Katastrophe ist. Es verfügt zwar über einen enormen Bewegungsradius – der dadurch ermöglicht wird, dass die Gelenkpfanne für den Oberarmknochen sehr flach ist und die Bewegungen somit kaum durch knöcherne Strukturen eingeschränkt werden – und bietet viel Bewegungsfreiheit, aber kaum Stabilität. So müssen die umliegenden Muskelgruppen sowie Sehnen und Bänder kräftig arbeiten, um die Bewegungen im Schultergelenk und im Schulterblatt zu führen und zu stabilisieren. Zudem haben die Sehnen der Rotatorenmanschette unter dem Schulterdach sehr wenig Platz, was häufig zu Entzündungen führt (siehe Seite 132). Die Schultermuskulatur ist eine komplexe Angelegenheit, deshalb seien hier nur die wichtigsten Akteure genannt, damit du ein Grundverständnis entwickeln kannst.

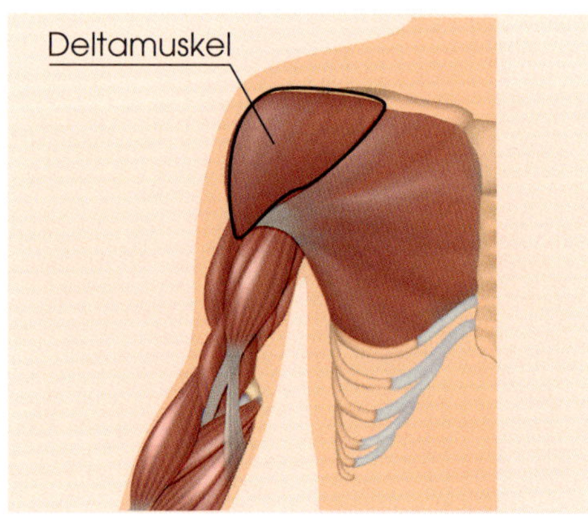

Schwerstarbeiter Schultermuskulatur

Wie die Nackenmuskulatur muss auch die Schultermuskulatur Schwerstarbeit leisten. Dabei spielt die Rotatorenmanschette eine zentrale Rolle. Sie zentriert den Gelenkkopf des Oberarmknochens in der Gelenkpfanne des Schulterblatts (Scapula). Die Muskeln der Rotatorenmanschette:

- Der Unterschulterblattmuskel (musculus subscapularis) ist der wichtigste Muskel für die Innenrotation des Oberarms und wirkt bei gehobenem Arm an der Adduktion mit (Anlegen des Arms zur Körpermitte).
- Der Obergrätenmuskel (musculus supraspinatus) ist für die Abduktion verantwortlich (Abspreizen des Arms).
- Unterstützend wirken der Untergrätenmuskel (musculus infraspinatus) und der kleine Rundmuskel (musculus teres minor) (siehe Abbildung Seite 16).

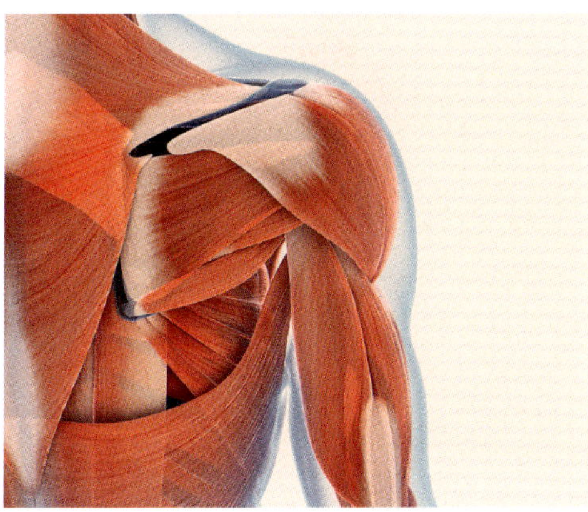

Neben der Rotatorenmanschette sind auch der Trapez- und der Deltamuskel auf der Körperrückseite maßgeblich im Einsatz:

- Der Trapezmuskel (musculus trapezius, siehe Abbildung Seite 15) ist für verschiedene Bewegungen zuständig. Er dreht das Schulterblatt zur Seite und nach oben (pars descendens und ascendens), wodurch der Arm über die Horizontale gehoben werden kann. Ebenso kann er das Schulterblatt zur Mitte drehen (pars transversa), den Kopf und die Halswirbelsäule jeweils zur Seite drehen und die Halswirbelsäule strecken.
- Der Schulterblattheber (musculus levator scapulae) hebt und dreht im Zusammenspiel mit anderen Muskeln u. a. das Schulterblatt und hat die Tendenz, unter Dauerspannung zu stehen (siehe auch Seite 15).
- Der Deltamuskel (musculus deltoideus) zieht mit seinen mittleren Fasern (pars acromialis) nach initialer Abduktion des Arms um ca. 10 Grad durch den Obergrätenmuskel den Arm bis ca. 60 Grad nach oben, um ihn dann mit den weiteren Anteilen (pars clavicularis und spinalis) auf 90 Grad zu heben. Dafür muss aber vorher das Schulterblatt rotieren, weil sonst der Arm gegen das Schulterblatt stoßen würde. Außerdem ziehen die vorderen Fasern des Deltamuskels den Arm nach vorn, drehen ihn nach innen, ziehen ihn hinten und drehen ihn nach außen.

Keine Beschwerden dank kräftiger Schultermuskulatur

Logischerweise bedarf es für all die Bewegungsmöglichkeiten der Schulter einer kräftigen Schultermuskulatur, die du z. B. mit den Yogaübungen aus diesem Buch aufbauen kannst. Oft ist sie so verkümmert, dass uns selbst das einfache aufrechte Sitzen schwerfällt und anstrengend vorkommt. Das liegt unter anderem daran, dass unser Trapezmuskel durch die »Schlumpfhaltung« permanent gedehnt wird. Von Kräftigung keine Spur. Deshalb übe dich immer wieder darin, eine aufrechte Haltung einzunehmen (siehe Seite 11), auch in deiner Asana-Praxis. Je kräftiger unsere Schultermuskulatur ist, desto weniger Beschwerden haben wir in der Folge. Außerdem hat das Aufrichten noch einen positiven Nebeneffekt auf deine Atmung.

Zusatznutzen: Volles Atemvolumen

Durch die »Schlumpfhaltung« verkümmert nicht nur unsere Schultermuskulatur. Wenn wir mit vorgebeugter Haltung sitzen und die Schultern nach oben und vorne ziehen, ist es nahezu unmöglich, unser volles Atemvolumen auszuschöpfen, sodass die Atmung oft flach bleibt. Richten wir uns auf, können wir viel tiefer und freier atmen und versorgen uns damit mit viel mehr Energie. Sozusagen ein positiver Nebeneffekt!

Yoga wirkt! Stark und entspannt in Schultern und Nacken

Die allgemeinen positiven Wirkungen von Yoga haben sich ja mittlerweile überall herumgesprochen. Krankenkassen bezuschussen den Besuch von Yogaklassen, und auch Ärzte nehmen Yoga als ergänzende Therapieform mittlerweile ernst. So wirkt sich auch »normaler« Yogaunterricht ganz sicher positiv auf deine Schulter- und Nackenpartie aus. Es gibt eine Vielzahl von hilfreichen Yogaübungen, die häufig im Unterricht geübt werden.

Vielzahl von oft unterrichteten Übungen

Zum Beispiel mobilisiert »Katze-Kuh« unter anderem deine Schulter- und Nackenpartie. »Das Brett« oder »Der Herabschauende Hund« stärken deine Schultermuskulatur, während die »Schulterbrücke« oder der »Bogen« sie dehnen. In fast allen Asanas ist die Integration der Halswirbelsäule (siehe Seite 15 ff.) der entscheidende Hinweis, um deine Nackenmuskulatur zu stärken. Auch Asanas, die vornehmlich deine Rücken- und Bauchmuskulatur stärken, wie z. B. Variationen der »Heuschrecke« oder der »Machtvollen

Haltung«, wirken sich korrekt ausgeübt stärkend oder entspannend auf deine Schultern und den Nacken aus. All diese Übungen findest du in meinen Büchern *YOGA for EveryBody – 44 Basic Asanas* und *YOGA for EveryBody – Gesunder Rücken*. Für dieses Buch habe ich mich auf Übungen konzentriert, die besonders wirksam für deine Schulter- und Nackenpartie sind.

So funktioniert YOGA for EveryBody – Schmerzfrei und entspannt in Schultern und Nacken

YOGA for EveryBody – Schmerzfrei und entspannt in Schultern und Nacken ist genau das Richtige für dich, wenn du dir bei unspezifischen Nacken- und Schulterschmerzen Erleichterung und Linderung verschaffen oder – noch besser – Beschwerden vorbeugen möchtest. Du kannst alle Übungen üben, egal wie jung oder alt du bist, sportlich oder unsportlich, männlich oder weiblich, ob du schon Yogaerfahrung hast oder nicht. Es sei denn, die Kontraindikationen, die bei manchen Übungen dabeistehen, treffen auf dich zu. Manche der Übungen werden dir leichter fallen als andere. Ich habe sie auf jeden Fall so beschrieben, dass du sie allein üben kannst. Wenn eine Asana etwas komplexer ist, biete ich dir einfachere Varianten an, sodass du sowohl als Yogaeinsteiger als auch schon Yogaübender mit dem Buch arbeiten kannst.

Regelmäßige Praxis beugt vor

Auch wenn du keine akuten Schulter- und Nackenbeschwerden hast, kannst du mit einer regelmäßigen Praxis der Übungen in diesem Buch Beschwerden vorbeugen. Denn wer will das nicht: immer schön locker bleiben in Nacken und Schultern!

Warum diese 33 Übungen?

Ich habe für dieses Buch speziell Übungen ausgewählt, die deine Schulter- und Nackenmuskulatur kräftigen und stärken. Was sich erst einmal wie ein Paradoxon anhört, wirst du als Wohltat für deine Schulter- und Nackenpartie kennenlernen. Denn Stärkung ist nicht gleich Verkrampfung. Andere Übungen dehnen genau diese Muskulatur und die Faszien.

Wechselspiel Anspannung und Entspannung

Du brauchst beides! Einerseits brauchst du aufbauende und kräftigende Übungen, die deine Muskeln und Knochen stärken und deine Beweglichkeit und Fitness verbessern. Je kräftiger deine Nacken- und Schultermuskeln sind, desto weniger sind sie anfällig für Verspannungen und Beschwerden. Andererseits bringen dir entspannende und lösende Übungen nicht nur auf der körperlichen Ebene Lockerheit und Geschmeidigkeit, sondern sorgen auch für eine ausgeglichenere und entspanntere Psyche.

Die einzelnen Elemente der Übungssequenzen

Du kannst dir einzelne Übungen aussuchen, kleine Übungssequenzen hintereinander üben oder natürlich alle Übungen zu einer kompletten Praxis kombinieren. So kannst du dir wie in einem Baukastensystem deine Praxis selbst zusammenstellen, je nachdem, was du brauchst, je nach Tageszeit, nach Energielevel und körperlichen oder situationsabhängigen Belastungen und Bedürfnissen.

Praxisteil 1: Für zwischendurch

Im ersten Teil geht es darum, dir immer wieder zwischendurch Erleichterung zu verschaffen, ob bei akuten Beschwerden oder als Prophylaxe. Diese Übungen kannst du überall und zu jeder Tageszeit üben – je öfter, desto besser. Circa 5 bis 7 Minuten.

»Geniale Übungen zur Entspannung«

Diese Übungsabfolge entspannt und dehnt alle Bereiche, die für potenzielle Nacken- und Schulterverspannungen verantwortlich sind: Sie lockern und öffnen deine Brustmuskulatur, ziehen deine hintere und seitliche Nackenmuskulatur auseinander und dehnen deinen kompletten Schultergürtel. Circa 5 bis 7 Minuten.

»Geniale Übungen zur Mobilisierung«

Deine Muskulatur, Knochen und Gelenke, Sehnen und Bänder lieben es, geschüttelt, geschlenkert und geschwungen zu werden. Als Kinder haben wir diese Bewegungen noch intuitiv ausgeübt. Finde zu dieser kindlichen Bewegungsfreude zurück und habe keine Scheu, dich »zum Affen zu machen«. Circa 5 bis 7 Minuten.

Praxisteil 2: Stark und stabil

»Geniale Übungen zur Stärkung deiner Schultern und deines Nackens«

Im zweiten Teil geht es darum, deine Schulter- und Nackenmuskulatur zu stärken und zu stabilisieren. Sie sorgt für eine gute, aufrechte und würdevolle Haltung und schenkt dir körperliche, mentale und emotionale Stabilität. Als Folge lindern die Übungen Schmerzen im Schulter- und Nackenbereich bzw. lassen diese erst gar nicht entstehen. Sie eignen sich sehr gut für eine morgendliche Praxis – ob zur Prävention oder aus akutem Anlass.

Die »Immer-gut-Sequenz« beinhaltet einfachere Übungen, die du immer üben kannst, auch wenn deine Muskulatur noch nicht so aufgebaut ist. Circa 10 bis 15 Minuten.

Bei der »Sequenz für Experimentierfreudige« handelt es sich um etwas fortgeschrittenere Übungen, die einer gewissen Stärke im Schulter- und Nackenbereich bedürfen. Diesen Übungen kannst du dich Schritt für Schritt nähern. Circa 10 bis 15 Minuten.

Praxisteil 3: Gedehnt und entspannt

»Geniale Übungen zur Dehnung deiner Schultern und deines Nackens«

Im dritten Teil findest du Übungen, die deine Schulter- und Nackenmuskulatur dehnen und geschmeidiger machen. Sie wirken entspannend und lassen regelrecht alle Last von deinen Schultern gleiten. Solltest du schon Verspannungen oder Schmerzen haben, schenken sie dir sogleich Linderung. Auch vorbeugend sind diese Übungen geeignet, insbesondere für eine abendliche Praxis.

Die »Immer-gut-Sequenz« beinhaltet einfachere Übungen, die du immer üben kannst, auch wenn deine Muskulatur noch nicht so flexibel ist. Circa 10 bis 15 Minuten.

Bei der »Sequenz für Experimentierfreudige« handelt es sich um etwas fortgeschrittenere Übungen, die einer gewissen Geschmeidigkeit im Schulter- und Nackenbereich bedürfen. Diesen Übungen kannst du dich Schritt für Schritt nähern. Circa 10 bis 15 Minuten.

Praxisteil 4: Übungen nach Belastungen

Hier findest du die wirksamste(n) Übung(en) aus den ersten drei Praxisteilen, die dir bei bestimmten Beschwerden Linderung verschaffen. Dort gibt es auch noch Erläuterungen zu den Besonderheiten der jeweiligen Beschwerden oder Belastungen.

Anleitungen lesen, bevor du übst

- Jedes Kapitel hat eine Aufmacherseite und eine kurze Erläuterung zu den Besonderheiten des Kapitels.
- Die ersten drei Praxisteile kannst du als Prävention und bei Beschwerden in Sequenzen üben. Nach einer Aufmacherseite beschreibe ich die Wirkung der jeweiligen Übungssequenz. Jede Asana ist mit einem oder mehreren Bildern illustriert. Wenn es sinnvoll ist, biete ich verschiedene Varianten der Asana an. Auf jeden Fall beschreibe ich die Ausrichtung deines Körpers detailliert. Lies dir bitte zunächst die Anleitung durch und schaue dir die Fotos an, sodass du eine klare Vorstellung von der Übung hast, bevor du sie ausprobierst.

Übungssequenz als Flow

Am Ende des jeweiligen Kapitels der ersten drei Praxisteile findest du die Übungen in einer Flow-Sequenz dargestellt. Mit etwas Übung brauchst du dir nur noch die Fotos anzuschauen, und du weißt aus der Erinnerung und durch das Lernen deines Körpers, wie du dich in der Asana ausrichtest.

Nimm dir nach dem Üben immer einen Moment Zeit, um nachzuspüren, egal ob du nur eine Asana oder alle 33 Asanas geübt hast.

Tipps für die Praxis

Yoga kannst du immer und überall üben! Praktisch einerseits, andererseits gibt es aber auch keine Entschuldigung mehr, nicht zu üben. ;-) Wichtiger als die Länge deiner Praxis ist die Regelmäßigkeit. Wenn du nicht viel Zeit hast, ist es besser, nur kurz zu üben als gar nicht. Du musst nicht stundenlang auf die Matte gehen, sondern kannst auch mit deutlich weniger Zeit einen großen Effekt erzielen. Viele der in diesem Buch genannten Asanas kannst du einfach zwischendurch üben, um dir Stärkung, Entlastung oder Entspannung zu verschaffen.

Stell dir deine Lieblingspraxis zusammen

Du wirst feststellen, dass dir manche Übungen leichter fallen als andere. Grundsätzlich heißt es, man soll genau die Asanas üben, die einem am schwersten fallen. Aus eigener Erfahrung – sowohl als Lehrer als auch als Schüler – weiß ich aber, dass es wichtiger ist, überhaupt etwas zu tun! Deshalb fang ruhig mit deinen Lieblingsübungen an. Der Rest wird sich dann schon entwickeln, wenn du so weit bist. Du kannst zwischen den einzelnen Sequenzen hin und her wechseln und mal die eine, mal die andere üben. Oder du pickst dir aus jedem Kapitel die Asanas raus, die dir besonders guttun. Oder du übst nur konkret die Asanas für deine persönlichen Beschwerden oder Belastungen, ganz wie du willst. Hauptsache, du tust es!

Wann und wie oft solltest du üben?

1. Die Yogalehrerin in mir sagt: »Natürlich jeden Tag!« Die Realistin in mir sagt: »Wenn du es schaffst, an vier von sieben Tagen in der Woche morgens oder abends eine kleine Praxis in deinen Alltag zu integrieren, ist das immerhin schon die Mehrheit der Tage.« Ideal wäre es natürlich, wenn eine tägliche Praxis so selbstverständlich wie das Zähneputzen für dich ist.
2. Übe lieber nur 10 bis 15 Minuten täglich als nur einmal die Woche eine Stunde. So viel Zeit ist immer. Sei es dir wert!
3. Wenn du eine Sequenz übst, wäre es besser, wenn du vorher länger nichts gegessen hast, bis zu vier Stunden vorher nichts Schweres und zwei Stunden vorher nur Leichtes.
4. Sollte dich der Schmerz gerade besonders plagen, kannst du weniger anstrengende Übungen auch jederzeit ausüben. Da heißt es Prioritäten setzen.

Was brauchst du zum Üben?

Eigentlich nichts! Deshalb kannst du viele Übungen problemlos unterwegs oder im Büro üben. Du solltest nur darauf achten, dass deine Kleidung entweder so bequem ist, dass du dich damit gut bewegen kannst, oder dass du sie lockerst und gegebenenfalls deine Kleidung anpasst und zum Beispiel deinen Gürtel, deine Hose, deinen Rock, deine Krawatte öffnest.

Wenn du zu Hause übst, ist eine rutschfeste Yogamatte hilfreich. Auch ein Kissen, ein Block und eine Decke können dir die Praxis angenehmer machen. Bequeme Kleidung ist ebenfalls förderlich.

Wann solltest du nicht üben?

Abgesehen von den bereits genannten Schmerzen aufgrund einer spezifischen Ursache (siehe Seite 8–9) solltest du nicht üben, wenn du krank bist oder es vor Kurzem warst oder wenn du an einer Entzündung oder Infektion leidest. Wenn du schwanger bist oder dich erschöpft fühlst, solltest du besondere Vorsicht walten und dich gegebenenfalls beraten lassen.

Last but not least: Kein Schmerz

Du solltest in jeder Asana schmerzfrei sein. Oft wird im Yoga von dem »süßen Dehnungsschmerz« gesprochen, aber bedenke: Jeder Schmerz ist eine Verletzung! Lerne zwischen Dehnen und Schmerz zu unterscheiden und gehe nicht an oder gar über deine Schmerzgrenze hinaus, wenn du in die Asana gehst.

Die goldene Yogaregel Nr. 1: »Alles kann, nichts muss«

- Taste dich vorsichtig und achtsam an die einzelnen Asanas heran, ohne irgendetwas zu erzwingen. Verweile einen Moment in der Asana und beobachte genau, was in deinem Körper vorgeht.
- Wenn sich eine Asana nicht gut anfühlt, dann ist sie nicht oder noch nicht »gut« für dich. Möglicherweise ist eine kleine Fehlhaltung der Grund dafür, deshalb gehe auch immer mal wieder in eine geführte Yogastunde oder gönne dir eine Einzelstunde, um dich von einem Yogalehrer vor Ort unterstützen und gegebenenfalls korrigieren zu lassen.

Und jetzt kann es losgehen! Viel Spaß!

PRAXISTEIL

Nimm Kontakt zu dir auf …

… am Anfang deiner Praxis

So viel Zeit muss sein: Nimm dir immer am Anfang deiner Praxis die Zeit, eine Art Bestandsaufnahme deines Zustands zu machen. Im Yoga betrachten wir uns stets ganzheitlich und messen dem mentalen und emotionalen Zustand genauso viel Bedeutung bei wie dem körperlichen.

- Wie fühlt sich dein Körper gerade an? Hast du akute Verspannungen und/oder Schmerzen? Wenn ja, wo genau spürst du sie?
- Wie sieht es gerade in deiner Gedanken- und Gefühlswelt aus? Ist dein Geist unruhig und springt er hin und her? Welche Gedanken schwirren dir durch den Kopf, und was stresst dich vielleicht gerade? Ist deine Gefühlswelt aufgeräumt oder in Aufruhr?

… während der Praxis

- Bleibe während der gesamten Praxis in diesem anfänglich etablierten Kontakt mit dir selbst, egal ob du eine oder mehrere Asanas übst. Atme während der ganzen Praxis bewusst und tief durch die Nase ein und aus. Verlängere die Ausatmung. Dadurch aktivierst du den Parasympathikus-Nerv, der für die Entspannung zuständig ist.

… und am Ende deiner Praxis

Nimm dir auch am Ende deiner Praxis wieder einen kurzen Moment Zeit, dich allumfänglich zu betrachten und in deinen Körper und Geist hineinzuspüren. Aller Wahrscheinlichkeit nach wirst du Unterschiede wahrnehmen! Vielleicht kannst du den Unterschied auch benennen, z. B. »Mein Nacken fühlt sich entspannter an« oder »Meine Gedanken sind ruhiger und klarer geworden« … o. Ä.

Spüre und akzeptiere, was ist

- Aller Voraussicht nach wirst du dich nach der Praxis auf jeden Fall besser fühlen als vorher. Mit etwas Übung nimmst du immer feiner wahr, wie dein Körper und dein Geist reagieren und wie die einzelnen Asanas bei dir wirken.
- Mache dir auch gern Notizen dazu – so kannst du den Unterschied zwischen »vorher« und »nachher« und eine Entwicklung über die Zeit besser sehen. »Entwicklung« bedeutet hier nicht unbedingt, dass du diese Asana »besser« ausführen kannst, sondern dass du deine Wahrnehmung schärfst.

Wichtig! Bevor du übst, kläre bitte auf jeden Fall die Ursachen deiner Nacken- und Rückenschmerzen ab. Übe nicht, wenn du starke oder gar extreme Schmerzen hast oder sonst ein Symptom wie auf Seite 8–9 beschrieben. Ebenso wenig praktizierst du bitte, wenn du krank bist oder vor Kurzem krank warst. In diesen Fällen konsultierst du bitte zunächst einen Arzt.

Alle Praxisteile auf einen Blick

Praxisteil 1: Für zwischendurch
Geniale Übungen zur Entspannung und zum Schütteln, Schlenkern und Schwingen

Praxisteil 2 – Stark und stabil
Geniale Übungen zur Stärkung deiner Schulter- und Nackenpartie mit der »Immer-gut-Sequenz« und der »Sequenz für Experimentierfreudige«

Praxisteil 3 – Gedehnt und entspannt
Geniale Übungen zur Dehnung deiner Schulter- und Nackenpartie mit der »Immer-gut-Sequenz« und der »Sequenz für Experimentierfreudige«

Praxisteil 4: Übungen nach Belastung

PRAXISTEIL 1 –

FÜR ZWISCHENDURCH

GENIALE ÜBUNGEN ZUR ENTSPANNUNG

Wie schon auf Seite 9 erläutert, entstehen die meisten unspezifischen Nacken- und Rückenschmerzen durch zu langes Verharren in der gleichen Haltung, insbesondere in der »Schlumpfhaltung« oder »Schildkrötenhaltung« oder im »Handy-Nacken«. Ergo – um Nacken- und Schulterbeschwerden zu lindern oder von vornherein zu vermeiden, ist es absolut unabdingbar, dass du deine Position regelmäßig veränderst und dich in eine würdevolle Haltung aufrichtest. Stelle dir dafür gern zur Erinnerung den Achtsamkeitsgong (siehe Seite 11). Noch besser ist es, die Gelegenheit zu nutzen und die fünf Entspannungsübungen aus diesem Kapitel mehrmals täglich einzuschieben. Diese Übungsabfolge entspannt und dehnt alle Bereiche, die für potenzielle Nacken- und Schulterverspannungen verantwortlich sind: Sie lockern und öffnen deine Brustmuskulatur, ziehen sowohl deine hintere als auch seitliche Nackenmuskulatur wohltuend lang und dehnen deinen kompletten Schultergürtel.

Um dich zu erinnern, diese Übungen auch wirklich immer wieder einzustreuen, sind sie auch optisch anders aufbereitet. Du kannst sie immer und überall ausführen, ob im Büro, zu Hause, in der Bahn. Regelmäßig geübt, sind sie eine wahre Wonne für deine Schulter- und Nackenpartie.

1 SELBSTMASSAGE

Durch die so häufig nach vorn gebeugte Haltung und das Runden und Einsacken in den Schultern verkümmert deine Brustmuskulatur, insbesondere dein großer Brustmuskel. Deshalb richte dich zunächst in eine würdevolle Haltung auf – egal ob du sitzt oder stehst. Zieh dein Schambein sanft hoch zum Bauchnabel und diesen leicht nach innen. Zieh die Krone deines Kopfes nach oben und dein Steißbein nach unten, sodass deine Wirbelsäule eine schöne Länge erfährt. Schiebe wieder gleichzeitig in deinen Hinterkopf, damit dein Nacken schön lang bleibt. Zieh dein Brustbein sanft nach oben und entspanne die Schultern.

Lege nun beide Hände flach auf den großen Brustmuskel. Lass die Ellbogen entspannt nach unten sinken und zieh deine Schulterblätter in der Spitze nach unten. Du wirst allein durch diese Aktion schon eine Öffnung in der Brust spüren. Lege deine Fingerspitzen in Richtung Brustbein und fange an, deinen großen Brustmuskel zu massieren, indem du die Fingerspitzen mit sanftem Druck nach rechts bzw. links über deinen Brustmuskel ziehst. Setze die Fingerspitzen dann an die Schlüsselbeine und zieh sie wieder mit sanftem Druck Richtung Achselhöhle. Wiederhole diese beiden Aktionen fünfmal und senke dann die Hände ab. Spüre der Übung kurz nach.

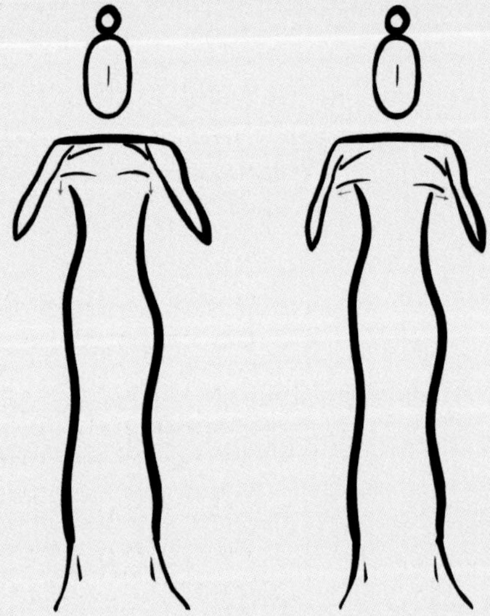

Übrigens ...

... diese Übung wirkt sich auch ausgesprochen positiv auf dein Atemvolumen aus! In der gebeugten Haltung ist es nahezu unmöglich, tief und frei zu atmen und das gesamte mögliche Volumen auszuschöpfen. Mit geöffneter Brust wird dir das Atmen viel leichter fallen.

2 NACKEN LANG ZIEHEN

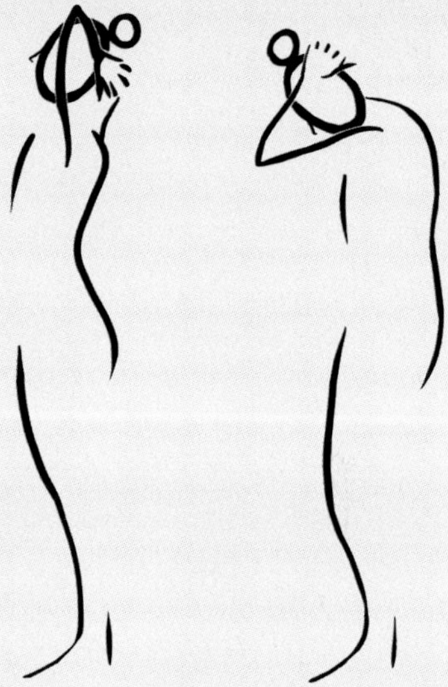

Die Nackenmuskulatur hat ordentlich damit zu tun, den Kopf auf unserem Körper zu balancieren und die durch eine Fehlhaltung oft aus dem Lot geratene Statik auszugleichen (siehe Seite 10). Umso beanspruchter ist der obere Teil des Trapezmuskels, der von der Schulter bis zum Schädelansatz reicht. Um ihn zu entspannen, richte dich zunächst wieder in eine würdevolle Haltung auf – egal ob du sitzt oder stehst. Dies sollte dir mit der Zeit in Fleisch und Blut übergehen: Zieh dein Schambein sanft hoch zum Bauchnabel und diesen leicht nach innen. Zieh die Krone deines Kopfes nach oben und dein Steißbein nach unten, sodass deine Wirbelsäule lang bleibt. Schiebe wieder gleichzeitig in deinen Hinterkopf, damit dein Nacken ebenso lang bleibt. Zieh dein Brustbein sanft nach oben und entspanne die Schultern.

Verschränke nun deine Hände am Hinterkopf und öffne die Ellbogen zur Seite. Atme tief ein und komm in eine sanfte Rückbeuge, indem du dich aus den Brustwirbeln nach hinten lehnst. Gib dabei etwas Druck von den Händen in den Hinterkopf und vom Hinterkopf in die Hände und halte diesen Druck und Gegendruck. Atme tief aus und rolle dich langsam Halswirbel für Halswirbel nach vorn. Führe dabei die Ellbogen zueinander, sodass die Unterarme an deine Schläfen kommen. Zieh sanft mit deinen Händen die Nackenmuskulatur lang, sodass du eine deutlich wahrnehmbare, aber angenehme Dehnung verspürst. Wiederhole die Übung fünfmal dynamisch und lass die Übung dann kurz auf dich wirken.

Übrigens ...

... du kannst natürlich auch ein paar Atemzüge in der Dehnung verweilen, wenn du das angenehmer findest als das dynamische Üben. Wenn du deiner gesamten Wirbelsäule Entspannung gönnen möchtest, machst du die Übung im Stehen und rundest auch deine Brust- und Lendenwirbelsäule.

3 SELBSTUMARMUNG

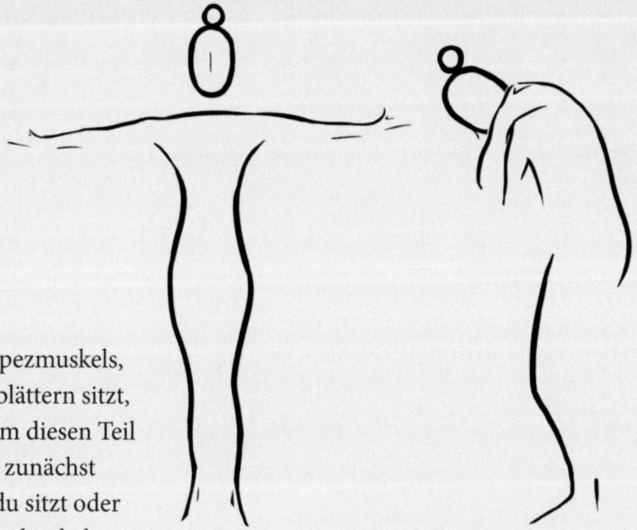

Auch der untere Teil des Trapezmuskels, der zwischen den Schulterblättern sitzt, ist oft schmerzhaft verspannt. Um diesen Teil zu entspannen, richte dich auch zunächst wieder würdevoll auf – egal ob du sitzt oder stehst: Schambein sanft zum Bauchnabel hoch- und diesen leicht nach innen ziehen, Krone deines Kopfes nach oben und dein Steißbein nach unten ziehen, sodass deine Wirbelsäule lang bleibt. Gleichzeitig in deinen Hinterkopf schieben, damit dein Nacken ebenso lang bleibt. Brustbein sanft nach oben ziehen und die Schultern entspannen.

Öffne nun die Arme auf Schulterhöhe weit wie Flügel zur Seite. Atme tief ein und rotiere die Schultern nach außen, öffne deine Handinnenflächen nach oben und dreh die Daumen nach hinten. Zieh die Arme so weit du kannst nach hinten, lass sie aber auf Schulterhöhe. Spüre die angenehme Öffnung in deiner Brust. Atme nun tief aus, runde deine Brustwirbelsäule und lege deine Hände überkreuzt auf die Schultern. Zieh dein Kinn Richtung Brustbein. Wandere mit deinen Händen, so weit du kannst, um deine Schultern herum und zieh sie sanft nach vorn, bis du eine angenehme Dehnung zwischen deinen Schulterblättern spürst. Verweile fünf tiefe Atemzüge in dieser Haltung und lenke deine Einatmung genau zwischen die Schulterblätter. Entspanne die Muskulatur mit jeder Ausatmung ein kleines bisschen mehr. Wiederhole die Übung und lege deine Hände andersherum gekreuzt auf deinen Schultern ab. Wenn du mit beiden Seiten fertig bist, kommst du wieder in eine aufrechte Haltung und spürst einen Moment nach.

9 SCHULTERGÜRTEL DEHNEN

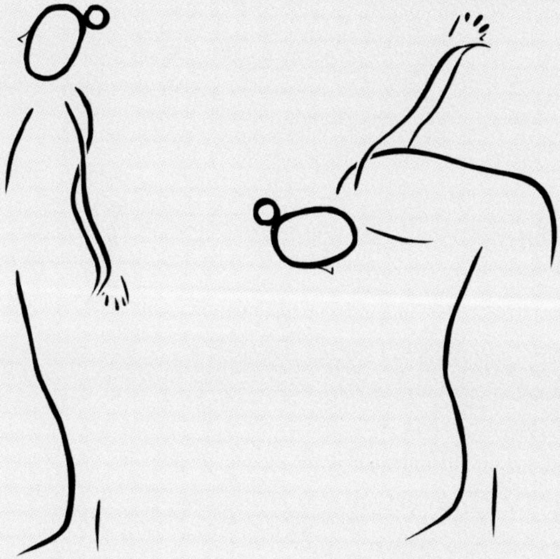

Diese Übung ist eine verstärkte Dehnung für deine Brustmuskulatur und den gesamten Schultergürtel. Richte dich zunächst wieder in eine würdevolle Haltung auf – egal ob du sitzt oder stehst. Falls du das inzwischen noch nicht auswendig weißt, zur Wiederholung: Zieh dein Schambein sanft hoch zum Bauchnabel und diesen leicht nach innen. Zieh die Krone deines Kopfes nach oben und dein Steißbein nach unten, sodass deine Wirbelsäule eine schöne Länge erfährt. Schiebe wieder gleichzeitig in deinen Hinterkopf, damit dein Nacken schön lang bleibt. Zieh dein Brustbein sanft nach oben und entspanne die Schultern.

Verschränke nun die Hände hinter deinem Rücken. Versuche, dabei die Ellbogen leicht gebeugt zu halten, um sie im Gelenk nicht zu überstrecken. Atme hier tief ein und zieh die Hände nach unten, sodass du deine Brust weit öffnest. Atme tief aus und zieh deine Hände, so gut du kannst, nach oben vom Kreuzbein weg. Du kannst dich dabei auch nach vorne beugen, sodass deine Hände Richtung Decke ziehen. Spiele ein bisschen mit deinen Händen, zieh sie in der Einatmung wieder zum Kreuzbein hin und in der Ausatmung vom Kreuzbein weg Richtung Decke. Wiederhole die Übung fünfmal und spüre dann in einer kleinen Pause nach.

5 SEITLICHE NACKENMUSKULATUR DEHNEN

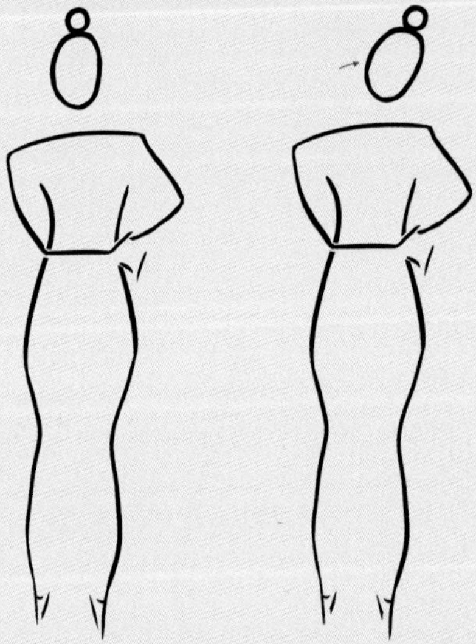

Diese Übung ist eine starke Dehnung für deine seitliche Nackenmuskulatur, die beim Balancieren und Bewegen des Kopfes natürlich auch maßgeblich beteiligt ist. Ebenso wird der Deltamuskel an der Außenseite der Schulter (siehe Seite 16) angenehm gedehnt. Richte dich zunächst wieder würdevoll auf – egal ob du sitzt oder stehst. Ein letztes Mal wiederholen, wie das geht? Schambein sanft hoch zum Bauchnabel und diesen leicht nach innen ziehen, Krone deines Kopfes nach oben und dein Steißbein nach unten ziehen, sodass deine Wirbelsäule lang bleibt. Gleichzeitig in deinen Hinterkopf schieben, damit dein Nacken ebenso lang bleibt. Brustbein sanft nach oben ziehen und die Schultern entspannen.

Verschränke nun die Hände hinter deinem Rücken. Zieh deine verschränkten Hände in Richtung rechte Taille und klinke sie dort, wenn möglich, ein, sodass die linke Schulter arretiert ist. Atme tief ein und neige deinen Kopf nach rechts, sodass die linke Nackenpartie eine starke, aber angenehme Dehnung erfährt. Atme tief aus und dreh deinen Kopf sanft in der Achse deiner Halswirbelsäule, sodass dein Kinn Richtung rechte Brust zieht. Spiele mit dieser Bewegung dynamisch und verweile genau an der oder den Stellen ein paar tiefe Atemzüge, wo du am meisten spürst. Hebe dann in der Einatmung deinen Kopf wieder in die Mitte und löse in der Ausatmung kurz die Hände. Spüre einen Moment nach, bevor du die andere Seite übst.

Übrigens …

… das ist meine absolute Lieblingsübung! Ich übe sie so oft wie möglich, wo auch immer ich gehe und stehe.

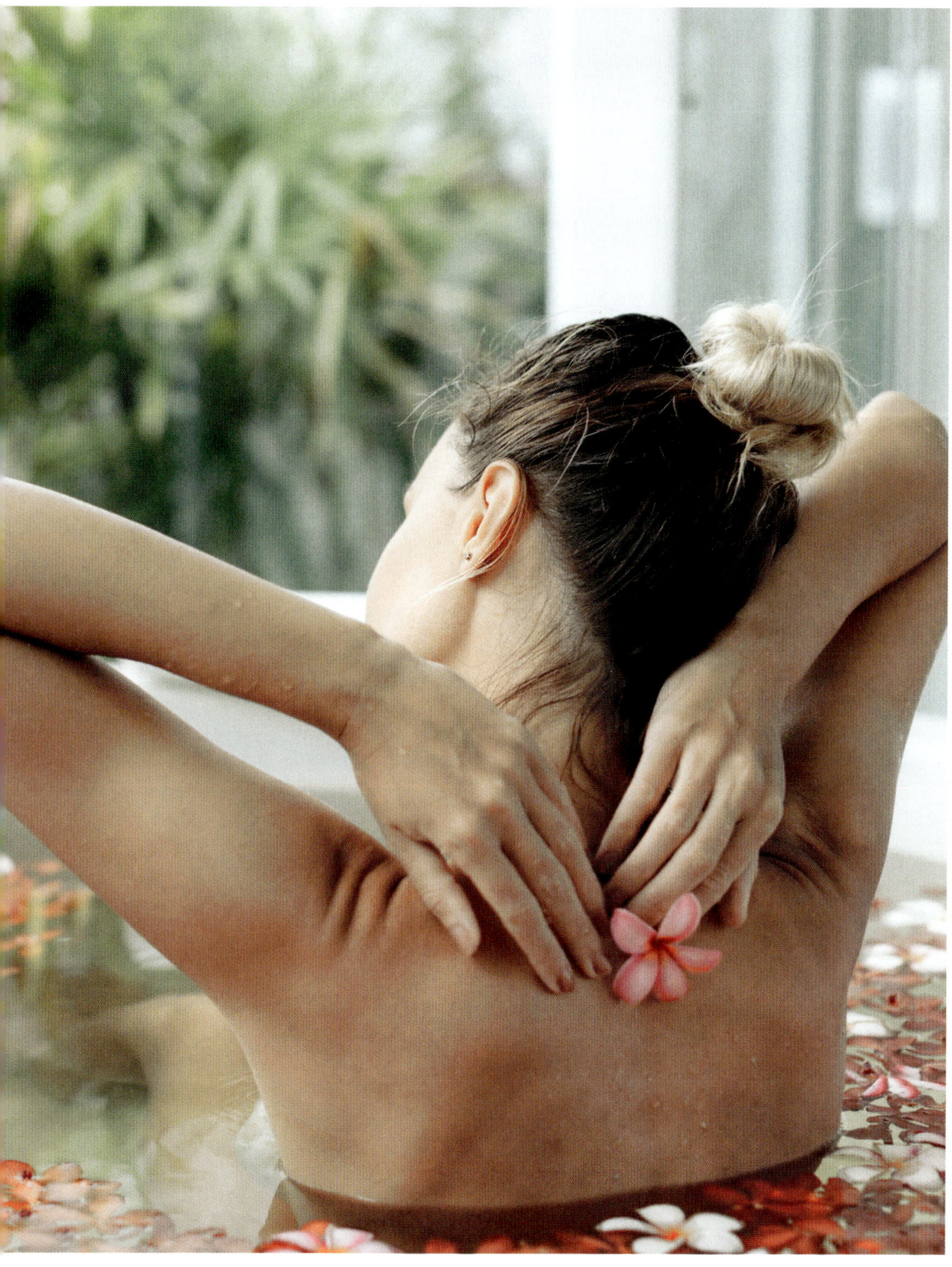

FLOW

1.–5.

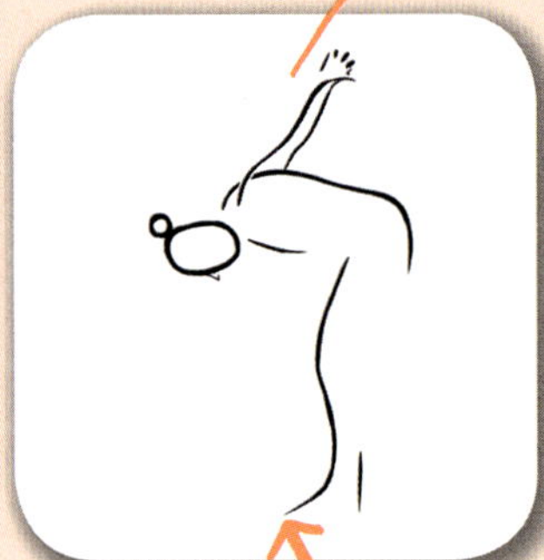

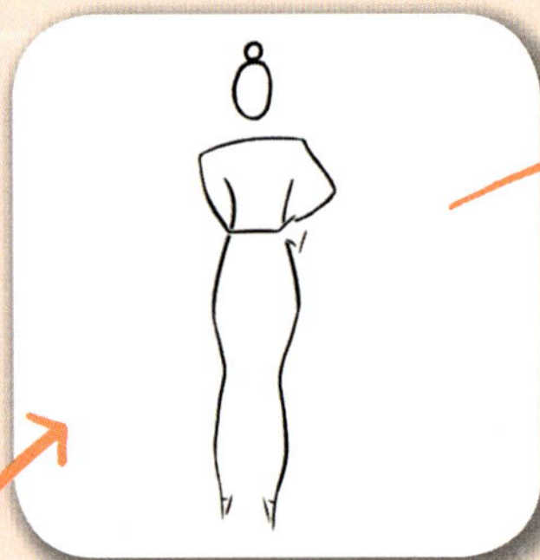

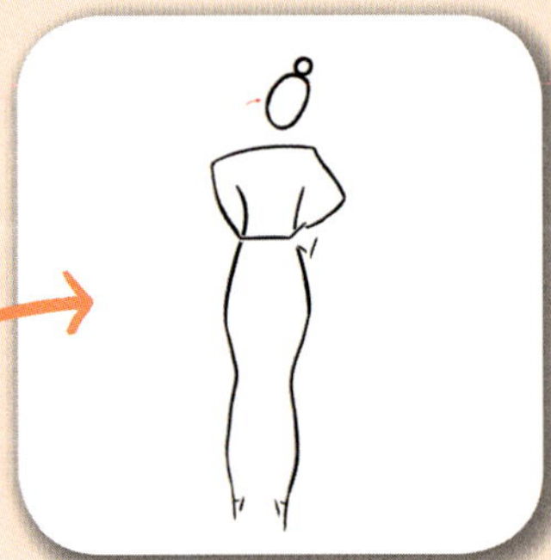

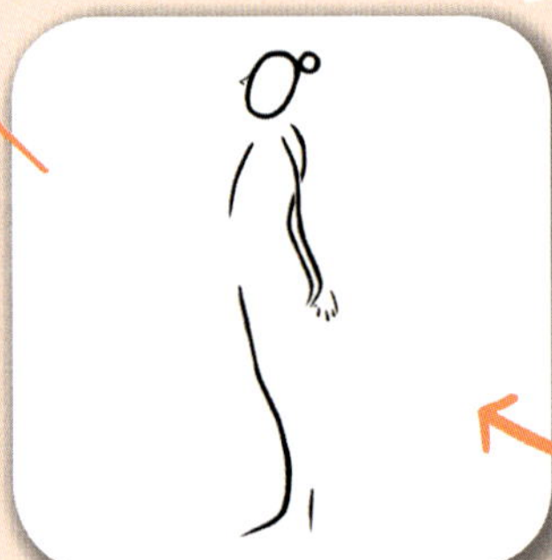

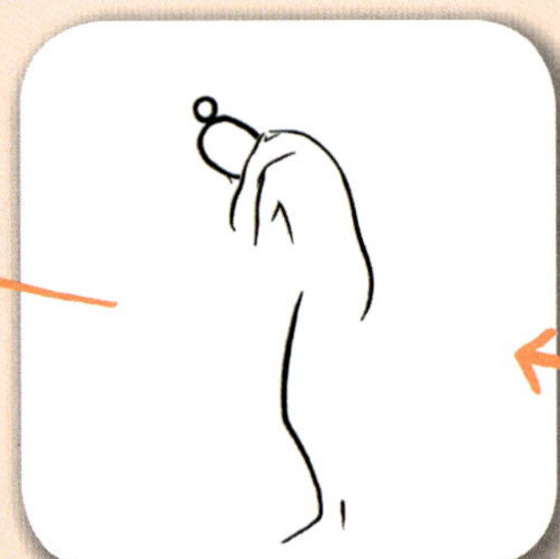

Dieser Mini-Flow ist genial für zwischendurch. Du kannst ihn mehrmals am Tag, immer und überall üben. Wenn du bereits Nacken- und Schulterbeschwerden hast, kannst du sie mit diesen Übungen deutlich lindern. Noch besser: Wenn du keine hast, kannst du sie

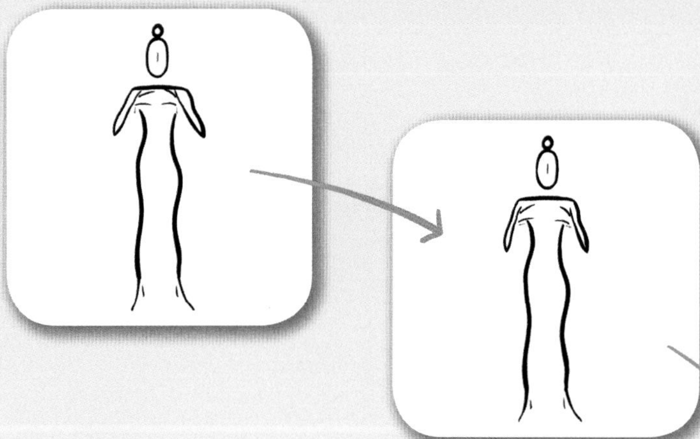

mit diesen fünf Entspannungsübungen verhindern. Sie lockern und öffnen deine Brustmuskulatur, ziehen sowohl deine hintere als auch seitliche Nackenmuskulatur wohltuend lang und dehnen deinen kompletten Schultergürtel. Eine Wonne!

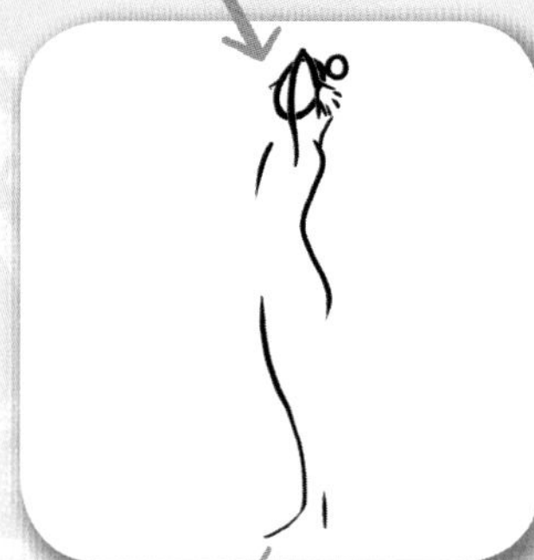

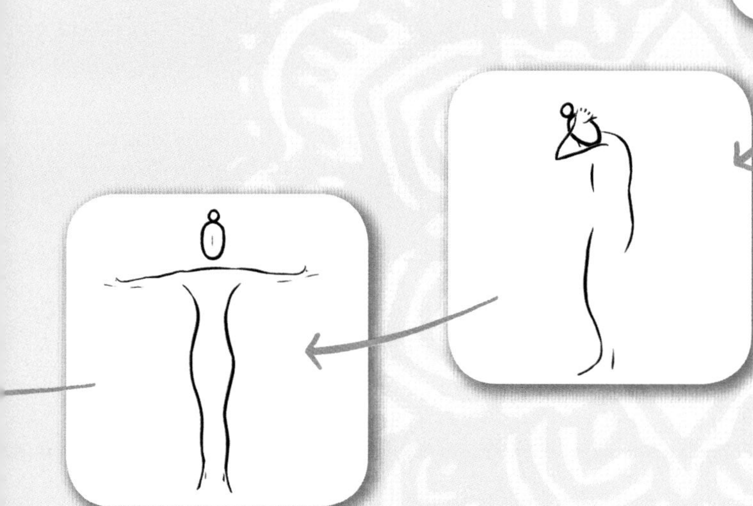

GENIALE ÜBUNGEN ZUR MOBILISIERUNG:

Schlenkern, Schütteln und Schwingen

Bei den nächsten Übungen geht es darum, deine Nacken- und Schulterpartie zu mobilisieren, zu lockern und schlicht und ergreifend in alle Richtungen zu bewegen. Deine Muskulatur, Knochen und Gelenke, Sehnen und Bänder lieben es, geschüttelt, geschlenkert und geschwungen zu werden. Als Kinder haben wir diese Bewegungen noch intuitiv ausgeübt. Leider verliert sich das irgendwann einmal – vielleicht weil wir zu häufig gehört haben, doch endlich einmal still zu sitzen. Finde zu dieser kindlichen Bewegungsfreude zurück und hab keine Scheu, dich »zum Affen zu machen«.

Neben deiner Schulter- und Nackenpartie wird mit diesen Übungen auch deine gesamte Wirbelsäule mobilisiert und gelockert. Das kann ja nie schaden! So schlägst du zwei Fliegen mit einer Klappe. Auch diese Übungen kannst du immer wieder zwischendurch einstreuen, um aus einer verkrampften Haltung herauszukommen. Du brauchst nur ein bisschen Platz und vielleicht einen Ort, an dem du ungestört bist, um ausschweifend und ohne Hemmungen zu schlenkern, zu schütteln und zu schwingen.

6 FUNNY ARMS
Lustige Arme

Die Idee von »Funny Arms« ist ganz einfach: Beweg dich!
Warum nur verharren wir in einer Haltung zu lange und bemerken oft gar nicht, dass wir uns komplett verspannen? Weil wir das, was wir gerade machen, für so wichtig halten. Schenke dir mindestens die gleiche Wichtigkeit und verschiebe deine Prioritäten pro »Ich«.

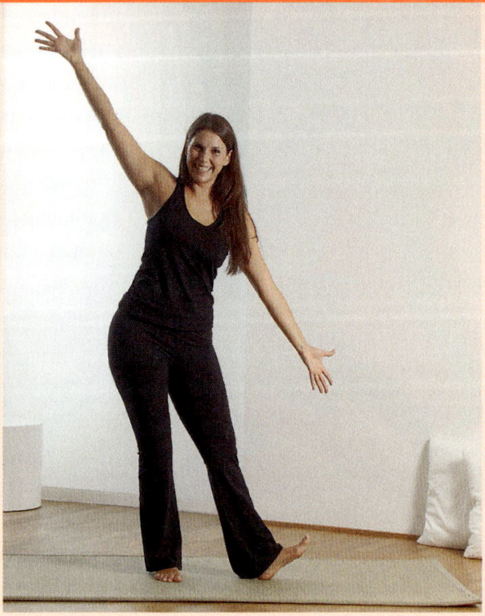

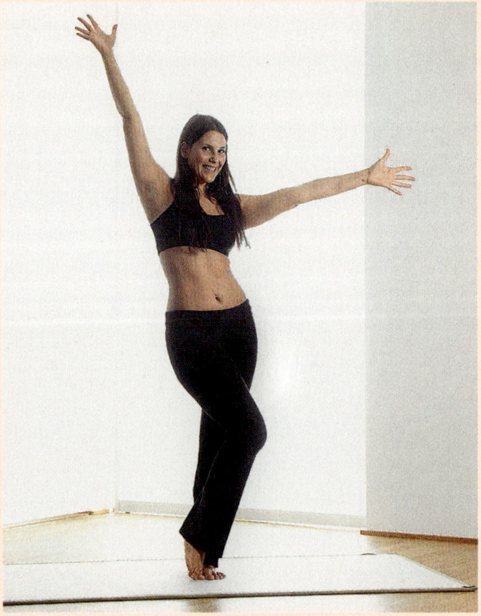

Mach immer wieder Pausen, steh auf und lass dir irgendwelche Bewegungen mit deinen Armen einfallen, zum Beispiel:

- … asymmetrisch einen Arm nach oben strecken und den anderen nach unten ziehen
- … oder die Hände verschränken und beide Arme nach unten ziehen
- … oder beide Arme nach oben recken, dabei die Gunst der Minute nutzen und auf einem Bein balancieren
- … oder die »Here I am«-Asana einnehmen wie ein Star
- … oder das gute alte Schulterrollen

- … oder die Schultern ganz zu den Ohren hochziehen und mit einem Ruck fallen lassen
- … oder die Arme und die Hände fest schütteln
- … oder schlenkere mit den Armen hin und her
- … oder lass sie im Schultergelenk schwingen

… oder, oder, oder

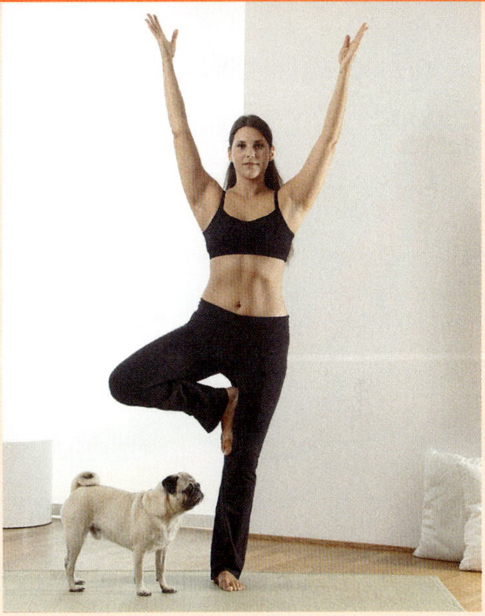

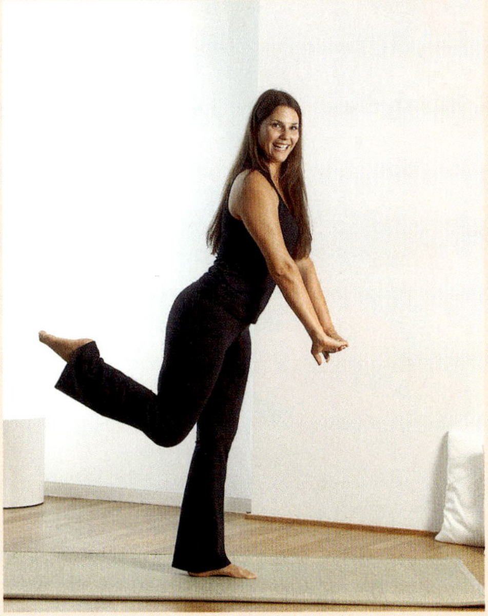

Übrigens …

… lass deiner Fantasie freien Lauf! Je mehr Variantenreichtum du bei den »Funny Arms« entwickelst, umso entspannender ist es für deinen gesamten Schultergürtel und deine Nackenmuskulatur. Mach dich im besten Sinne des Wortes »zum Affen«. Nur keine Hemmungen! Hauptsache, du bewegst dich – auch wenn andere dich vielleicht seltsam anschauen.

TADASANA

Bergposition (Variationen)

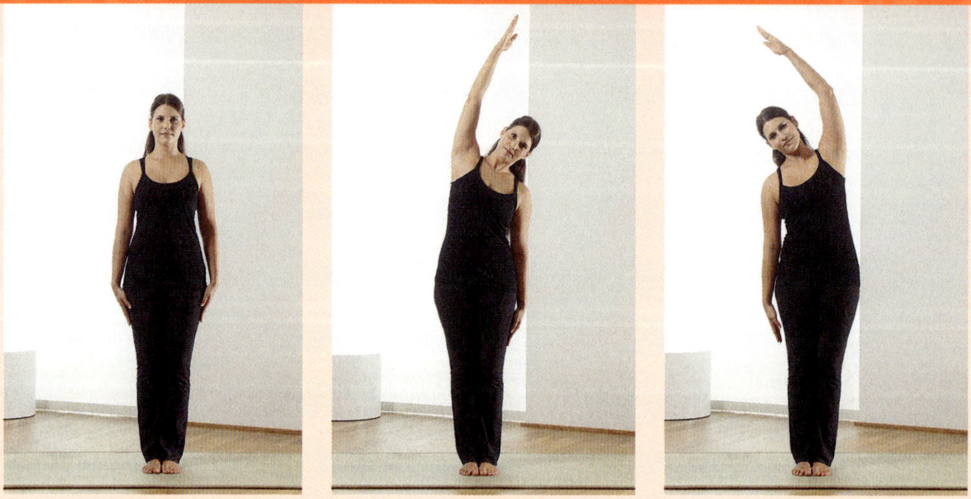

Die neutrale Bergposition: Komm in einen aufrechten Stand, führe deine Großzehballen zusammen und zieh die Fersen leicht nach außen. Sollte dieser enge Stand instabil für dich sein, dann setze die Füße hüftweit auf. Zieh die Kniescheiben hoch und spanne die Oberschenkel ein wenig an. Hebe dein Schambein sanft hoch zum Bauchnabel und spüre, wie du dadurch deine Mitte stabilisierst. Entspanne deine Schultern von den Ohren weg und zieh die Fingerspitzen nach unten, dein Brustbein dabei hoch. Zieh die Krone deines Kopfes nach oben und senke dein Kinn einen Hauch in Richtung Brustbein ab, um so Länge in der Halswirbelsäule zu erzeugen. Die Füße pressen in den Boden. Über den Zug hoch in die Krone des Kopfes entsteht der Gegenzug.

Die Bergposition mit Seitdehnung: Behalte den aufrechten mittigen Stand bei, hebe einatmend den rechten Arm und strecke dich in der Ausatmung nach rechts, sodass deine ganze rechte Flanke schön gedehnt wird. Gib dabei etwas mehr Druck in deinen rechten Fuß. Verweile drei Atemzüge und komm in der Einatmung wieder in die Mitte.
Wechsle die Seiten.

Die Bergposition mit Drehung: Behalte den aufrechten Stand bei, atme ein und dreh dich in der Ausatmung aus der Wirbelsäule heraus nach rechts. Rotiere dabei den rechten Arm im Schultergelenk nach innen, sodass du den rechten Handrücken an deine linke Taille

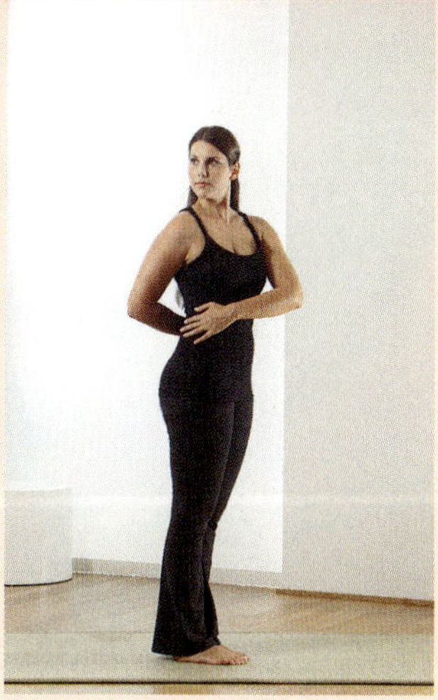

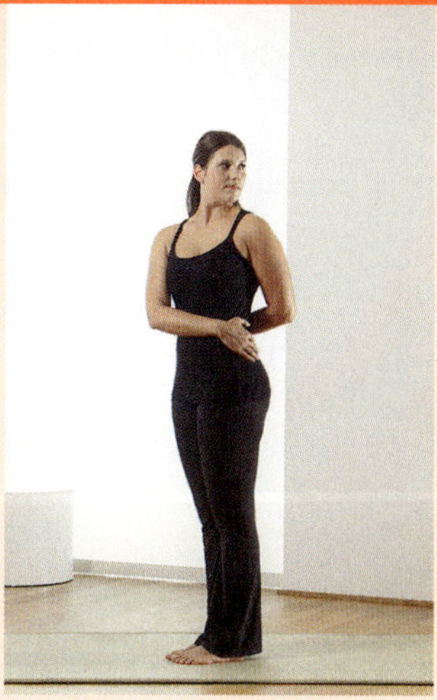

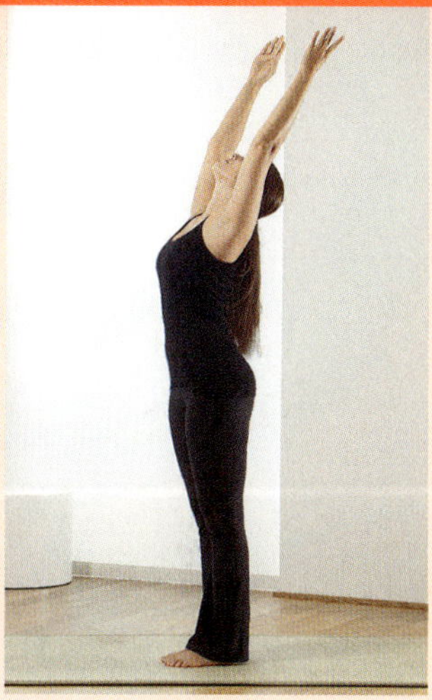

legen kannst. Lege deine linke Handinnenfläche an die rechte Taille. Verweile drei Atemzüge und komm in der Einatmung wieder in die Mitte. Wechsle die Seiten.

Die Bergposition mit Rückbeuge: Behalte den aufrechten mittigen Stand bei, hebe einatmend beide Arme und lehne dich sanft zurück. Dein Blick folgt der Bewegung. Achte jedoch darauf, den Kopf nicht in den Nacken zu werfen. Probiere aus, wie weit du die Arme geöffnet halten möchtest, um möglichst entspannt in den Schultern zu bleiben. Verweile drei Atemzüge und komm in der Einatmung wieder in die Mitte.

Wichtig!

Nimm deine Halswirbelsäule bewusst mit in die jeweilige Bewegung, strecke sie, dreh sie um die eigene Achse und neige sie zur Seite.

Übrigens …

… du kannst die Wechsel der Seiten natürlich auch dynamisch üben und die Arme in die jeweilige Richtung »fliegen«, also locker schwingen lassen. Finde deinen eigenen kleinen Bewegungsablauf und koordiniere dabei die Bewegung mit deiner Atmung.

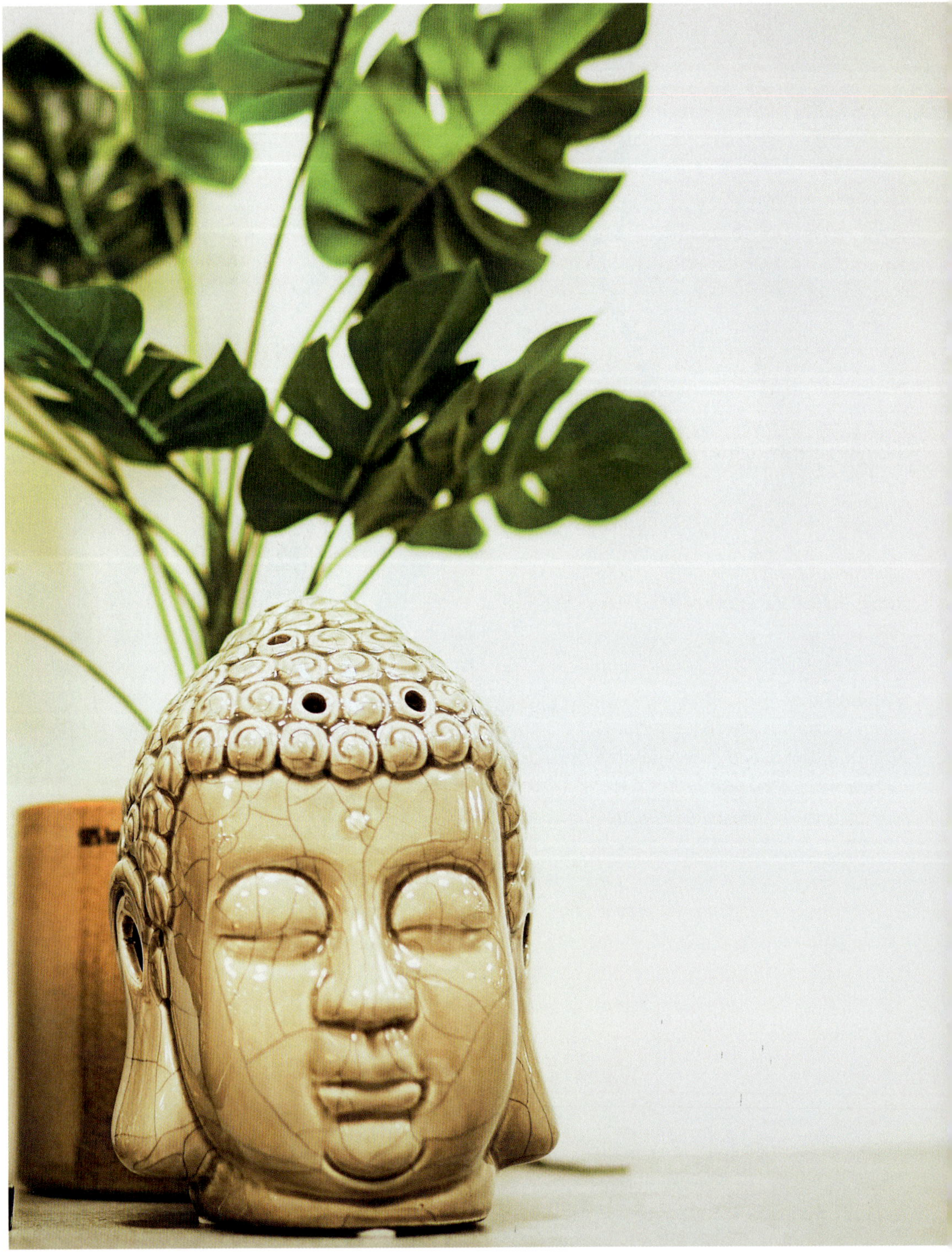

8 NAMASTE

Grußhaltung dynamisch

Bei dieser Übung machst du dir das Prinzip der sogenannten »isometrischen Kontraktion« zunutze. Deine Schultern-, Nacken- und Armmuskeln spannen sich an, halten die Spannung über ein paar Atemzüge, um dann umso leichter zu entspannen.

Steh in Tadasana (siehe Seite 44–45) und lege die Handinnenflächen aufeinander. Atme tief ein und presse in der Ausatmung deine Handflächen, so fest du kannst, aufeinander. Halte die Spannung ein paar tiefe Atemzüge, wenn möglich bis zu 30 Sekunden. Entspanne dann die Hände kurz und mach eine kleine Pause. Wiederhole die Übung drei- bis fünfmal.

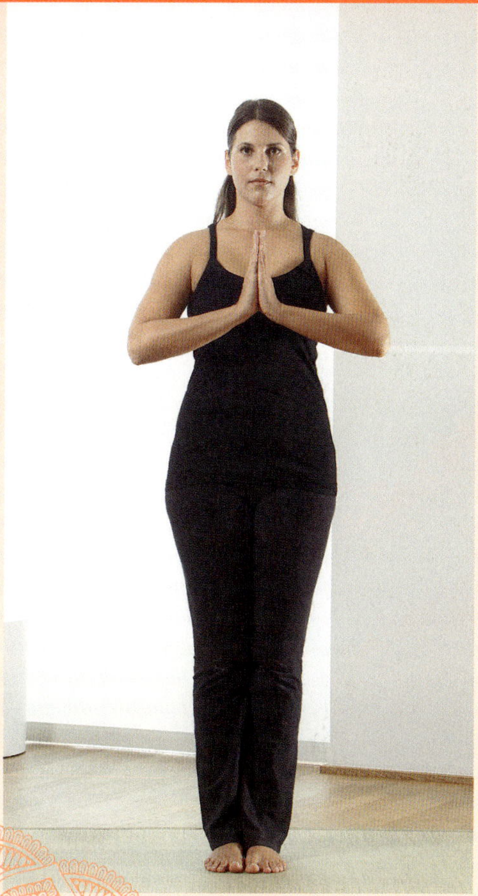

Übrigens …

… Namaste bedeutet so viel wie »Das Licht in mir grüßt das Licht in dir« und wird häufig als Grußformel in asiatischen Ländern verwendet.

FLOW

6.–8.

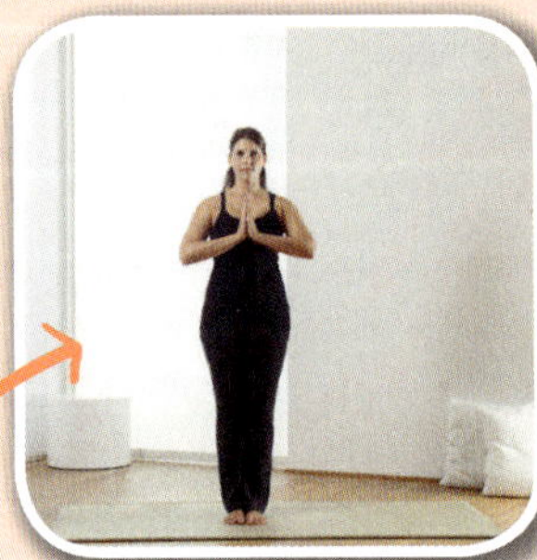

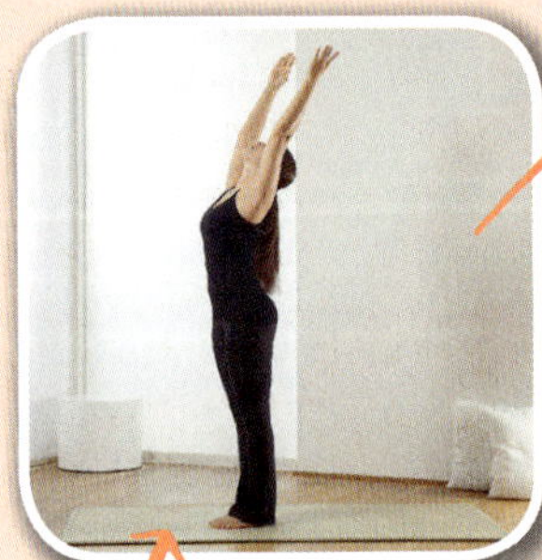

Dieser Flow lockert und mobilisiert neben deiner Nacken- und Schulterpartie auch deine komplette Wirbelsäule. Du kannst ihn immer mal wieder zwischendurch üben und deinen gesamten Körper schütteln, schlenkern und schwingen lassen.

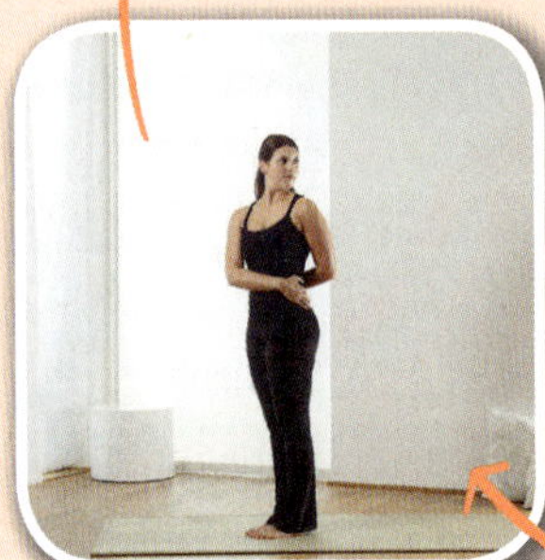

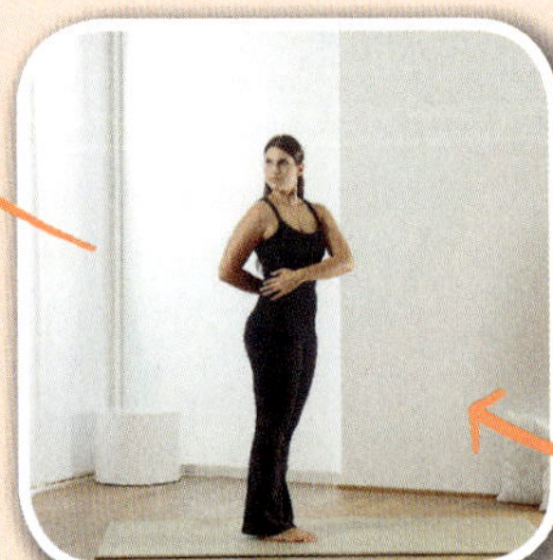

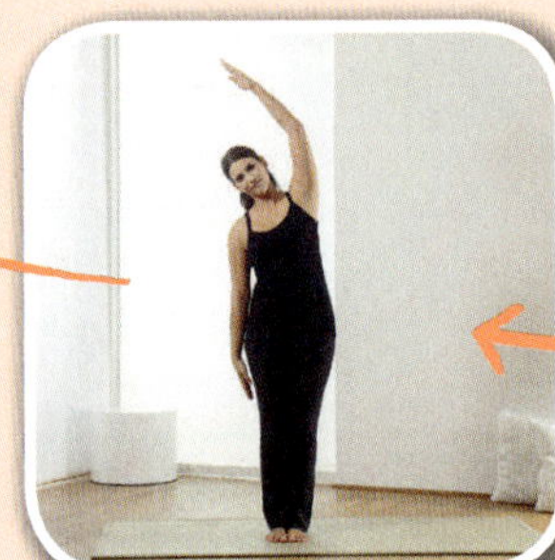

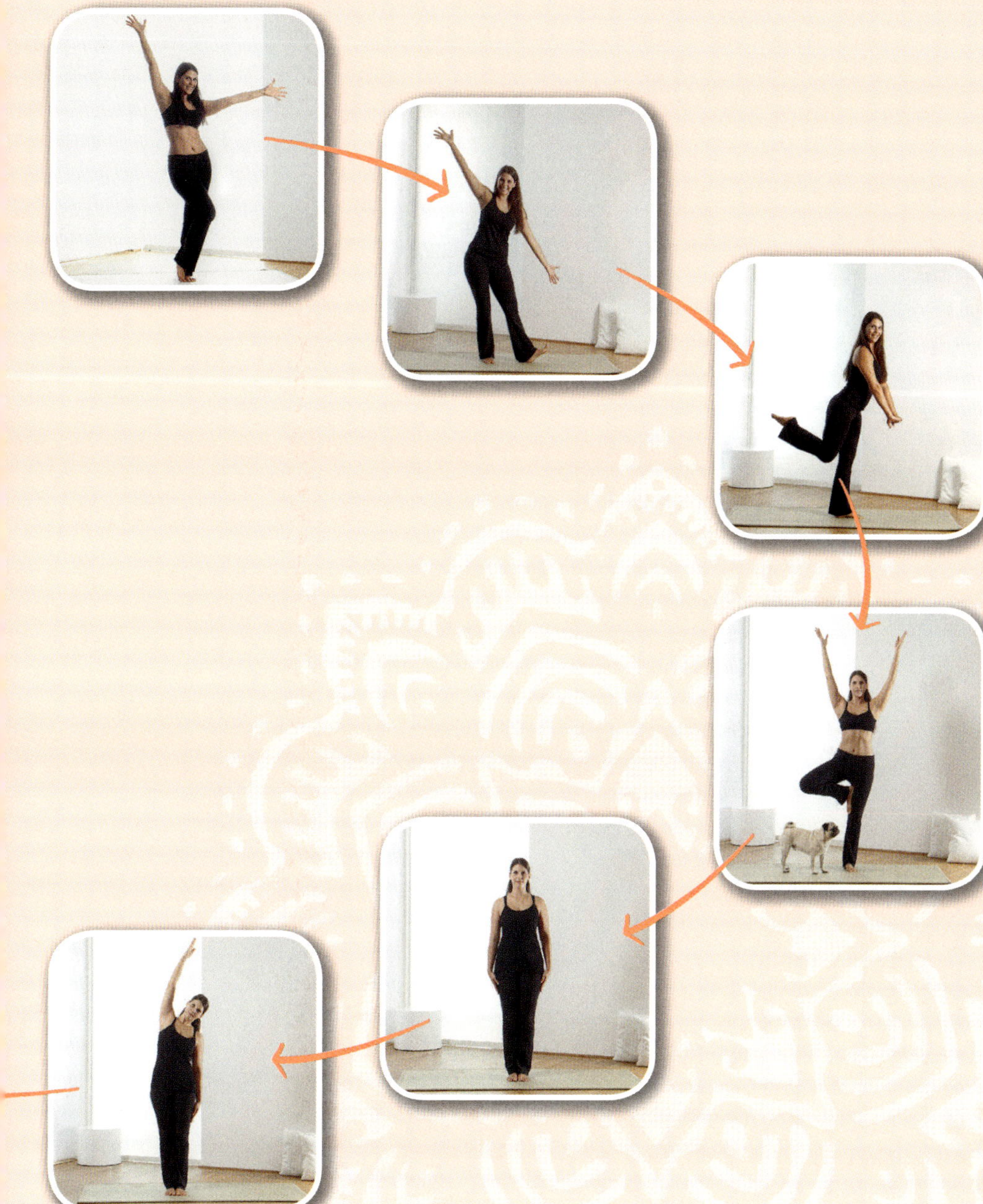

PRAXISTEIL 2 –

STARK UND STABIL

GENIALE ÜBUNGEN

zur Stärkung
deiner Schultern und
deines Nackens

Wie schon in Praxisteil 1 ausgeführt, brauchen wir für eine gesunde Schulter- und Nackenpartie keineswegs nur Entspannung und Dehnung, sondern auch eine kräftige und stabile Muskulatur, die all den Funktionalitäten unseres Körpers auch gerecht werden kann. In diesem Kapitel geht es vornehmlich darum, die einzelnen betroffenen Muskelpakete deiner Schultern und deines Nackens zu stärken und zu stabilisieren. Ganz nebenbei stärkst du auch noch die Vorder- und Rückseiten deiner Beine sowie deine Bauchmuskulatur, sodass du ein kleines Allround-Programm zur Stärkung deines gesamten Körpers üben kannst. In diesem Kapitel erläutere ich auch kurz wichtige Werkzeuge des Yogis in der Praxis wie Core Integration (siehe Seite 55) und Ujjayi, die siegreich verlängerte Atmung (siehe Seite 73).

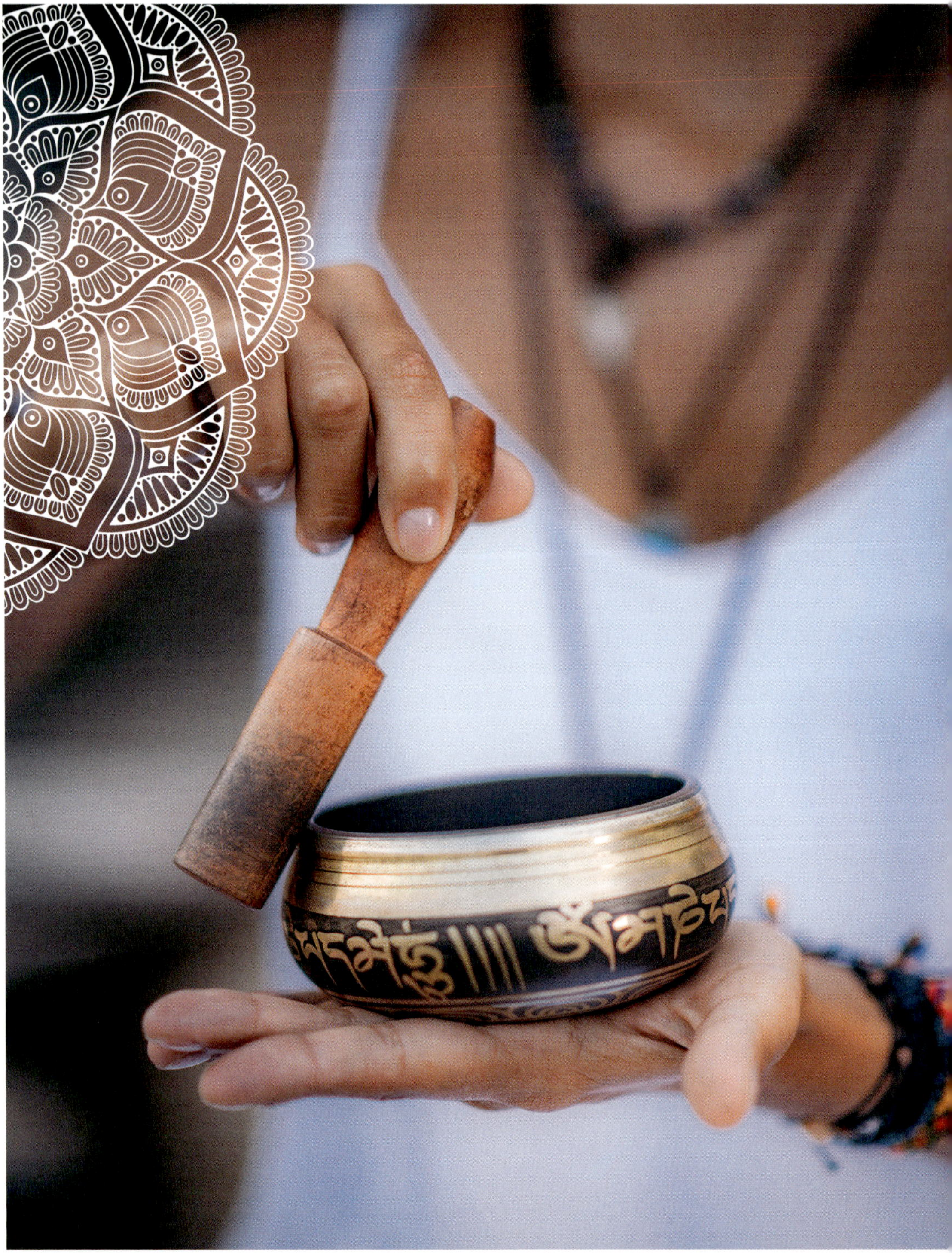

Die »Immer-gut-Sequenz«

Die folgenden Asanas bauen vornehmlich Kraft und Stärke in deiner Schultermuskulatur auf. Zusammen betrachtet, stellen sie aber auch ein aktivierendes und energetisierendes Ganzkörperprogramm dar, das ebenso deine Bein-, Rücken- und vor allen Dingen Bauchmuskulatur trainiert. Deshalb sei hier kurz die Wichtigkeit der tief liegenden Bauchmuskulatur erwähnt. Die tief liegende Bauchmuskulatur schlummert oft wie Dornröschen vor sich hin und fühlt sich nicht angesprochen, wenn sie nicht bewusst aktiviert wird. Es ist jedoch ein riesiger Unterschied, ob du sie aktivierst oder nicht! Denn sie gibt dir bei jeder Bewegung, ob seitlich, nach vorn oder nach hinten, Halt und Stabilität von innen und schützt so vor allem deinen unteren Rücken. Deshalb aktiviere in allen Übungen immer deine tief liegende Bauchmuskulatur!

Core Integration – aktiviere deine tief liegende Bauchmuskulatur

Atme vom Schambein hoch zu den Schultern ein und atme wie in einen Trichter von den Schultern wieder zurück zum Schambein. Zieh dein Schambein sanft hoch Richtung Bauchnabel und diesen leicht nach innen. Spüre die Aufrichtung in deinem Becken und die Kompaktheit rund um deine Lendenwirbelsäule. Diese Aktion schützt deinen unteren Rücken, als würdest du ein Korsett tragen. Du aktivierst die tief liegende Bauchmuskulatur schon, bevor du in die Bewegung gehst, und hältst sie in der Übung aktiv.

9 EKA PADA ADHO MUKHA SHVANASANA
Einbeiniger Herabschauender Hund

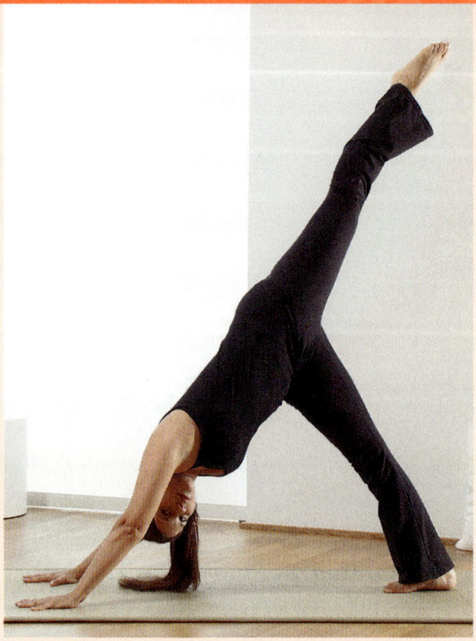

Ausgangsposition: Komm in den Herabschauenden Hund. Beuge und strecke deine Beine ein paarmal. Deine beiden Füße stehen hüftweit nebeneinander. Deine Hände sind etwas mehr als schulterweit geöffnet und weit aufgefächert. Du schiebst dich kraftvoll in die Hände und drehst die Unterarme leicht nach innen. Die Ellbogenbeugen schauen sich an, damit du deine Gelenke nicht überstreckst. Gleichzeitig drehst du deine Oberarme nach außen und ziehst die Schultern weg von den Ohren. Nun schiebst du dein Steißbein und deine Sitzhöcker nach hinten und oben und streckst die Beine. Dabei ziehst du die Oberschenkel nach hinten und die Fersen Richtung Boden, um so viel Länge wie möglich aus deinem Rücken zu holen. Wenn du merkst, dass sich dein Rücken rundet, lässt du die Beine lieber ein wenig gebeugt. Strecke das linke Bein in der Einatmung gerade nach oben und öffne in der Ausatmung deine Hüfte. Beuge dabei das linke Bein und lass den Fuß Richtung Po fallen. Spiele mit deinem Schultergürtel und spüre den Unterschied, wenn du die Schultern auf einer Höhe lässt oder mit der Schulter in die Richtung der Hüftöffnung drehst.

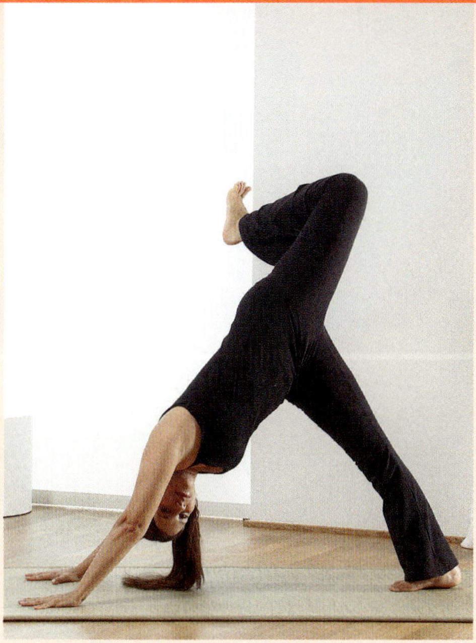

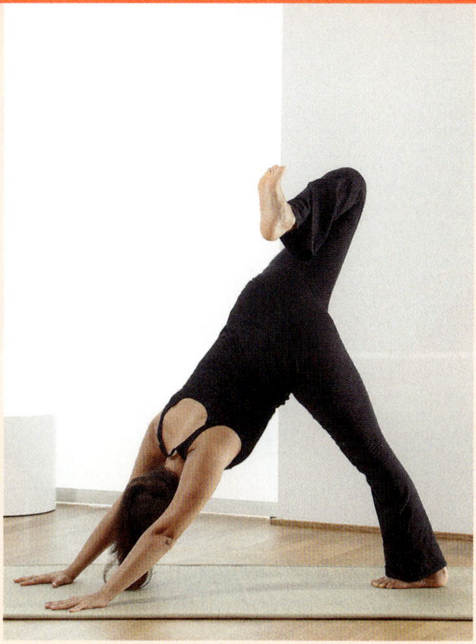

So oder so bleiben deine Arme und Schultern kraftvoll und stabil. Verweile drei bis fünf Atemzüge und wechsle dann die Seite.

Übrigens …

… wenn dein Nacken es zulässt, kannst du auch die Halswirbelsäule mit in die gleiche Richtung drehen. Dein Nacken bleibt gerade, und du drehst um die Achse deiner Halswirbelsäule, ohne den Nacken abzuknicken.

ASHVA SANCHALASANA

Hoher Ausfallschritt mit Armvariationen

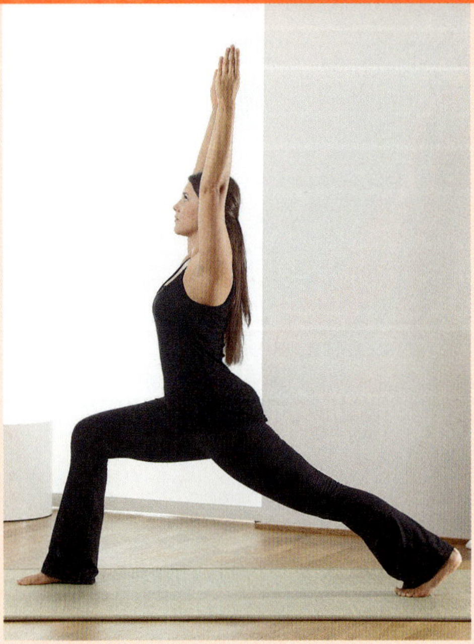

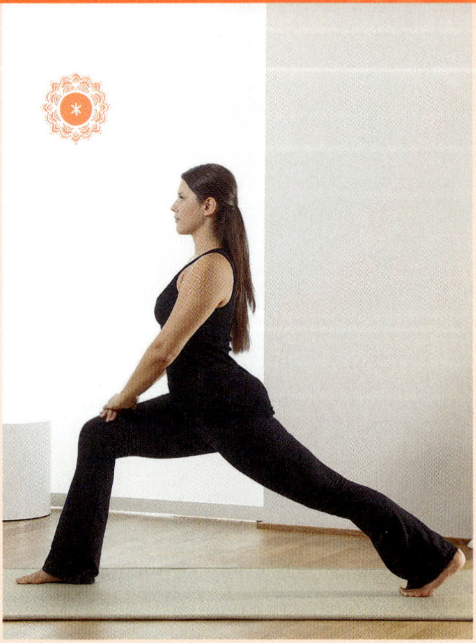

Komm in einen weiten Ausfallschritt. Dein vorderes Kniegelenk ist über deinem Fußgelenk ausgerichtet. Zieh dabei die Füße energetisch zueinander, sodass deine Beinmuskulatur aktiviert und gestärkt wird. Dein Oberkörper ist aufgerichtet und gerade. Zieh dein Schambein sanft nach oben, deinen Bauchnabel leicht nach innen und dein Brustbein etwas hoch. Die Krone des Kopfes ziehst du nach oben, sodass dein Nacken in der Verlängerung der Wirbelsäule lang bleibt.

Armvariationen ...

... nach oben: In der Einatmung hebst du die Arme nach oben. Zieh die Schultern weg von den Ohren nach unten und die Fingerspitzen nach oben. Verweile ein bis drei Atemzüge.

... nach vorn: Mit deiner nächsten Ausatmung setzt du beide Hände auf deinem Knie ab und gibst sanften Druck in die Hände. Verweile ein bis drei Atemzüge.

... nach unten: Mit deiner nächsten Ausatmung ziehst du die Hände aktiv über die Fingerspitzen nach unten und

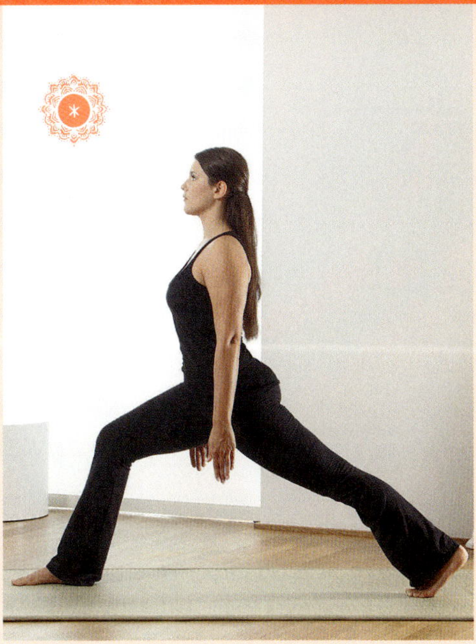

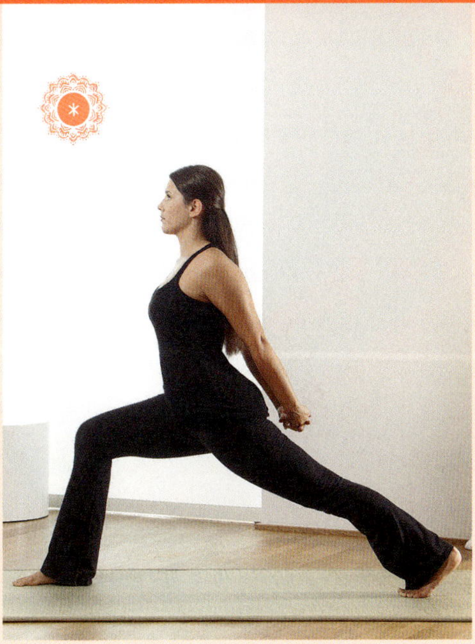

verweilst wieder ein bis drei Atemzüge.
... nach hinten: Mit deiner nächsten Ausatmung ziehst du die Hände aktiv über die Fingerspitzen nach hinten und verweilst wieder ein bis drei Atemzüge.

Mach eine kleine Pause im neutralen Stand, schüttle deine Beine aus und wechsle dann die Seite.

Übrigens ...

... die Armvariationen stärken deine Schultermuskulatur und lenken gleichzeitig von der Arbeit in den Beinen ab. Wenn es zu anstrengend für die Beine werden sollte, mach zwischen den Varianten einfach kurze Pausen.

11 PARIVRITTI PARSHVA KONASANA

Gedrehter Seitwinkel

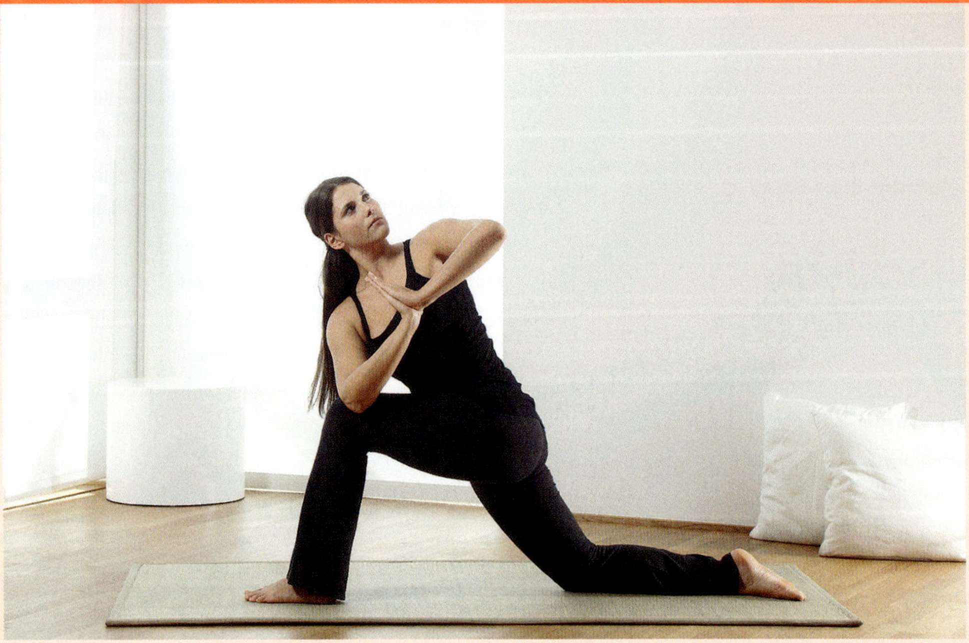

Komm in einen Ausfallschritt mit dem linken Bein nach vorn und senke dein rechtes Knie ab. Achte darauf, dass dein vorderes Knie über deinem Fußgelenk ausgerichtet ist. Hebe deinen Oberkörper an und stabilisiere dein Becken, indem du deine Bauchmuskulatur sanft aktivierst. Nimm die Hände vor die Brust, deine Daumen berühren dein Brustbein. Atme hier tief ein. Atme aus und dreh dich mit deinem Oberkörper um die Achse deiner Wirbelsäule nach links. Führe deinen rechten Ellbogen an die Außenkante des linken Knies. Deine Daumen bleiben auf der Höhe des Brustbeins. Zieh die linke Ferse und die rechten Zehen zueinander, dadurch bleibt dein Becken parallel ausgerichtet und stabil.

Variante:

Senke deine rechte Hand auf der Innenseite deines linken Fußes ab, gerne auch auf einen Block. Atme ein und dreh dich ausatmend um die Achse deiner Wirbelsäule nach links auf. Strecke dabei den linken Arm gerade gen Decke, sodass dein rechter Arm, dein Schultergürtel und dein linker Arm

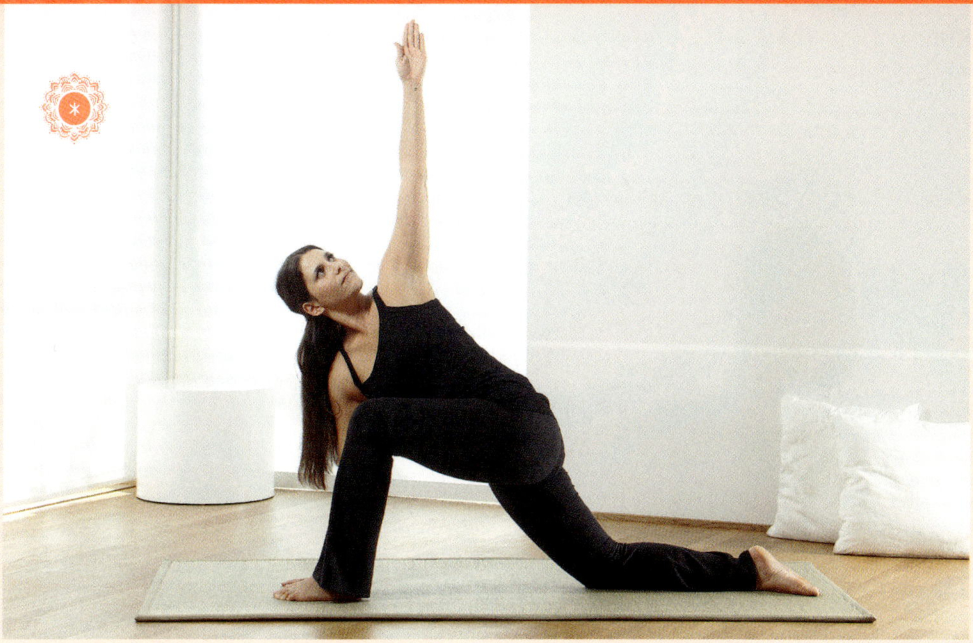

von den rechten Fingerspitzen bis zu den linken eine Linie bilden. Zieh dich energetisch mit dem linken Arm nach oben, sodass du nicht in deine rechte Hand einsinkst. Bleibe aktiv!
Verweile in deiner Variante drei bis fünf tiefe Atemzüge. Zieh mit jeder Einatmung deinen Rücken etwas länger und vertiefe mit der Ausatmung die Drehung. Dein Rücken bleibt lang und gestreckt. Komm in der Einatmung wieder mit dem Oberkörper in die Mitte und mach eine kurze Pause, bevor du die andere Seite übst.

Als Gegenposition setzt du die linke Hand ab und streckst den rechten Arm in einer Linie mit dem linken und den Schultern gen Decke. Drücke mit der linken Hand in den Boden oder auf den Block und zieh dich gleichzeitig mit dem rechten Arm nach oben, um nicht einzusinken.

Übrigens …

… wenn deine Knie druckempfindlich sind, dann lege dir eine Decke unter das abgesenkte Knie.

12 DWIANGA PARSHVA UTTHITA GOASANA

Schiefes Flugzeug

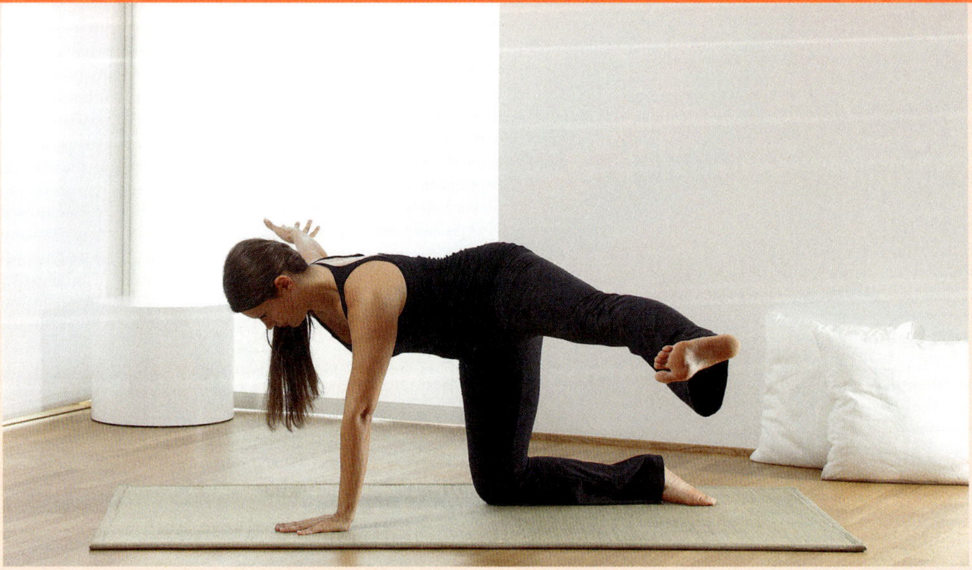

Komm in den Vierfußstand auf deine Hände und Knie. Richte deine Handgelenke unter den Schultergelenken und die Kniegelenke unter den Hüftgelenken aus. Spreize die Finger weit auf und verteile dein Gewicht gleichmäßig auf die Hände und Knie. Dreh deine Unterarme leicht nach innen, deine Oberarme jedoch leicht nach außen, damit sich deine Schultern öffnen. Deine Wirbelsäule ist neutral, d. h. in ihrer natürlichen Doppel-S-Form. Auch dein Nacken bleibt lang.

Atme ein, verlagere dein Gewicht auf die linke Hand und das rechte Knie und strecke deinen rechten Arm nach vorn und dein linkes Bein nach hinten. Atme lang aus und zieh deine Bauchmuskeln an, indem du dein Schambein und deine unteren Rippen zusammen- und den Bauchnabel nach oben und innen ziehst. Öffne dabei die Hüfte deines linken Beins und strecke es zur Seite aus. Gleichzeitig streckst du deinen rechten Arm zur rechten Seite aus. Versuche, den rechten Arm auf Schulterhöhe und das linke Bein auf Hüfthöhe zu halten. Halte deinen Rücken gerade und stabilisiere dich, indem du den rechten Fußspann und die linke Hand fest in den Boden drückst. Verweile hier drei bis fünf tiefe Atemzüge.

Mach eine kleine Pause im Vierfußstand, bevor du die Seiten wechselst.

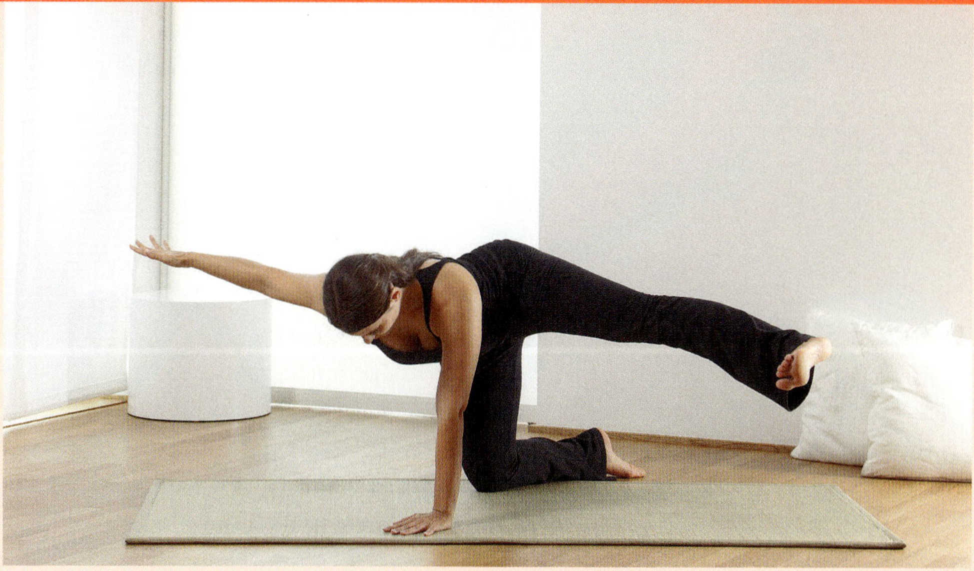

Übrigens ...

... diese einfach ausschauende Übung hat es ganz schön in sich. Durch die Balance werden alle Muskeln in deinem Schultergürtel aktiviert und gestärkt. Gleichzeitig tust du auch noch etwas für einen knackigen Po.

13 BEKASANA

Der Frosch

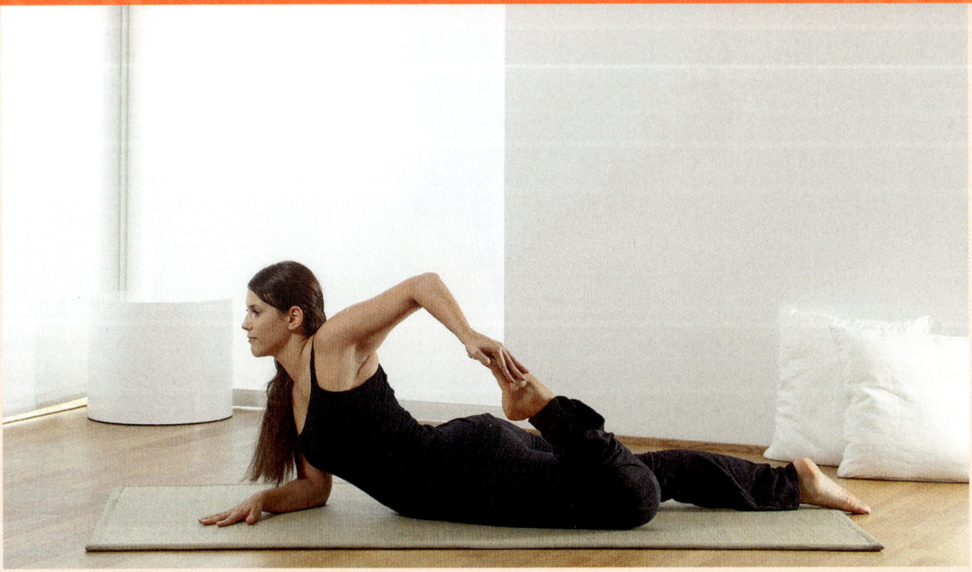

Lege dich flach auf den Bauch und strecke deine Beine gerade nach hinten. Der Spann der Füße liegt auf. Zieh in der Einatmung die Wirbelsäule lang, richte dich mit dem Oberkörper auf und stütze dich auf den Unterarmen ab. Die Ellbogen sind senkrecht unter der Schulter ausgerichtet. Diese Position wird auch »Sphinx« genannt. Presse in der Ausatmung das Schambein in den Boden, zieh den Bauchnabel nach innen und oben und schiebe das Steißbein nach hinten. So bleibt dein unterer Rücken gestützt und stabil.

Beuge einatmend das linke Bein und zieh dich aus der oberen Wirbelsäule nach oben und hinten. Rotiere dabei deinen linken Arm im Schultergelenk nach innen und führe ihn nach hinten, um deinen Fußspann zu greifen. Behalte die Innenrotation in der Schulter bei, sodass dein Ellbogen nach oben und hinten zeigt. Presse den Fuß sanft nach unten. Verweile drei bis fünf tiefe Atemzüge. Mach eine kleine Pause in der Bauchlage und schaukle dein Becken etwas hin und her, bevor du die andere Seite übst.

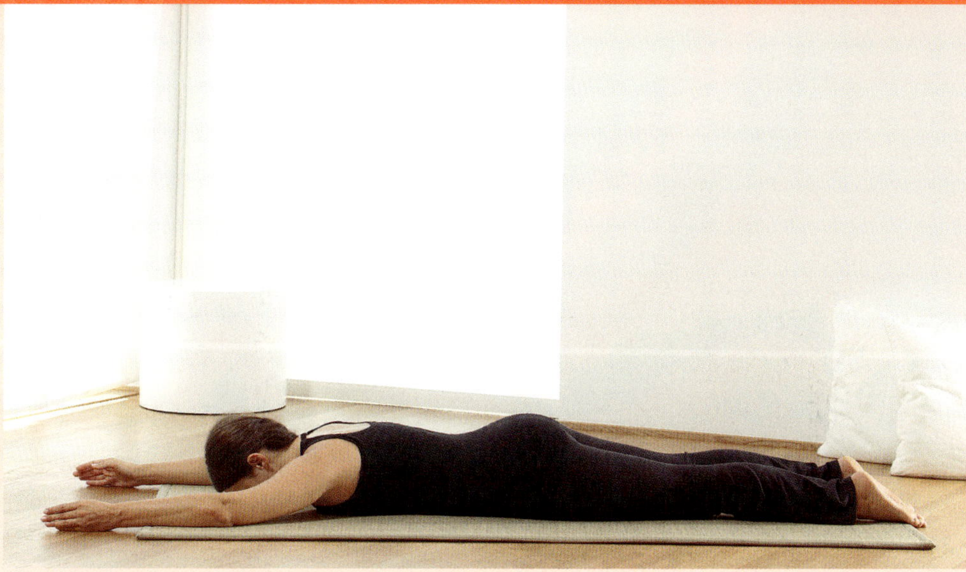

Übrigens …

… dir sollte unter keinen Umständen etwas wehtun, weder in den Knien noch im Handgelenk. Geh achtsam, langsam und vorsichtig in die Asana und nur so weit, wie es dein Körper gerade zulässt.

14 URDHVA MUKHA SHVANASANA

Heraufschauender Hund

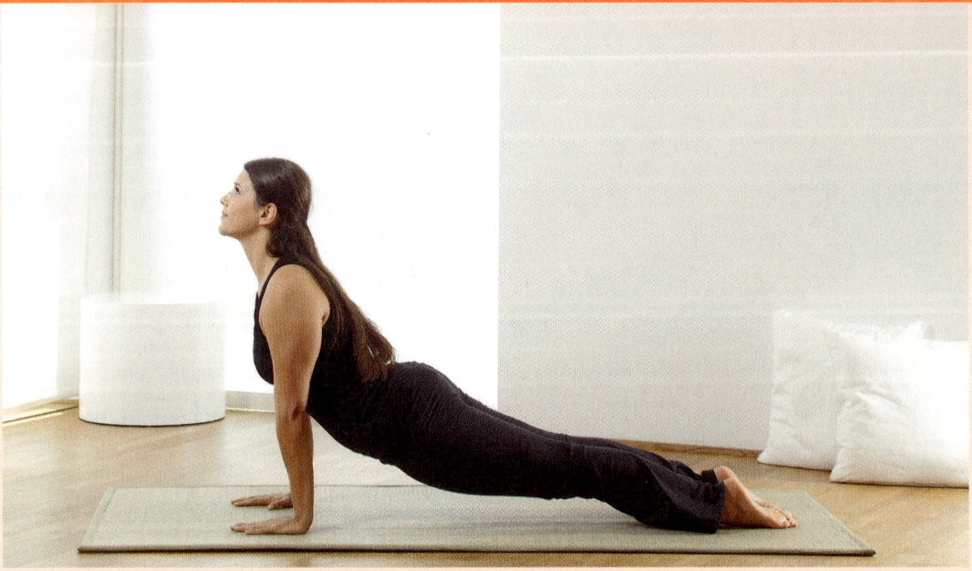

Komm in die Bauchlage und lege die Füße mit dem Spann auf, gerade nach hinten ausgerichtet, und presse sie fest in den Boden. Spanne deine Bein- und Bauchmuskulatur leicht an und presse dein Schambein in den Boden. Setze deine Handgelenke genau unter den Schultergelenken auf, fächere deine Finger auf und belaste deine gesamte Hand. Mit dieser Ganzkörperstabilität atmest du ein und hebst dabei deinen Oberkörper, dein Becken und deine Beine an.

Deine Arme sind gestreckt, dein Gewicht ist gleichmäßig auf deine Hände und deine Fußspanne verteilt. Dreh die Schultern leicht nach außen und drücke dich mit Kraft aus den Schultern, damit du nicht einsinkst. Dreh die Oberarme nach außen und die Unterarme leicht nach innen. Dein Blick geht leicht schräg nach oben, wobei der Nacken in der Verlängerung deiner Wirbelsäule bleibt.

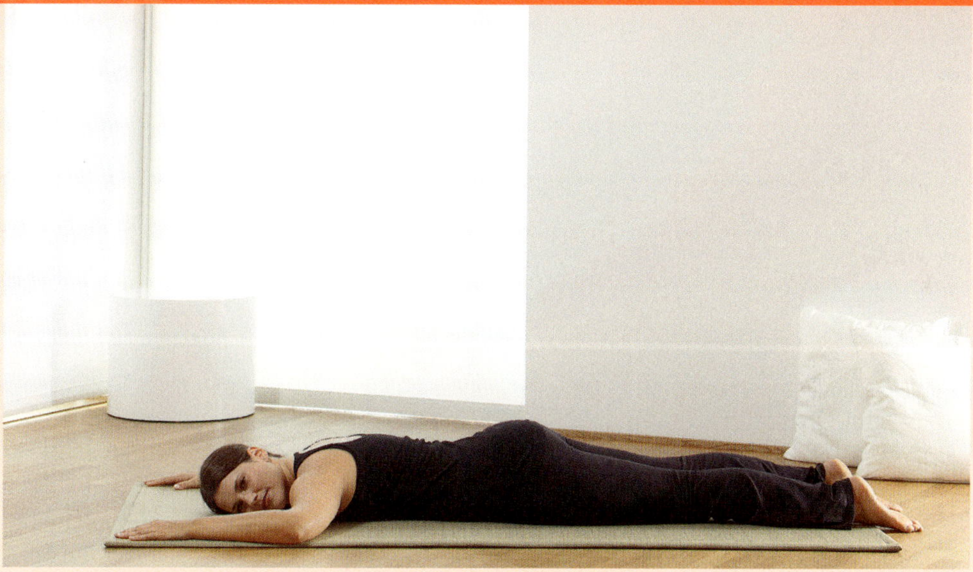

Aktiviere in der Ausatmung deine Bauchmuskulatur, indem du den Bauchnabel nach innen und oben ziehst. Beuge dich in der Einatmung mit geöffneter Brust etwas mehr nach hinten und verteile die Rückbeuge auf die ganze Wirbelsäule. Mit der Ausatmung stabilisierst du deinen unteren Rücken, um ein Hohlkreuz zu vermeiden. Halte die Asana drei bis fünf Atemzüge und mach dann eine Pause in der Bauchlage.

15 URDHVA DANURASANA

Volles Rad

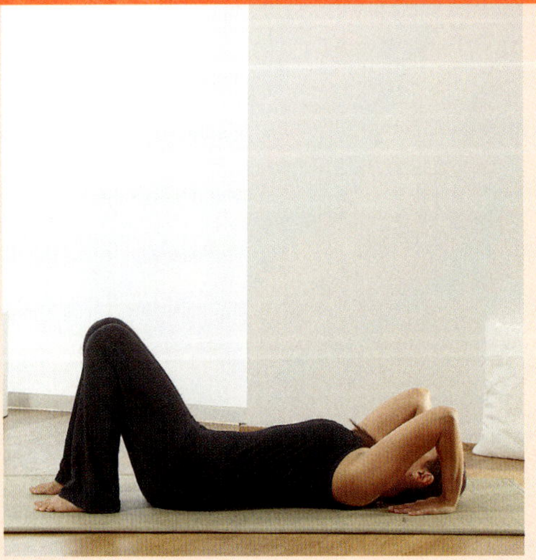

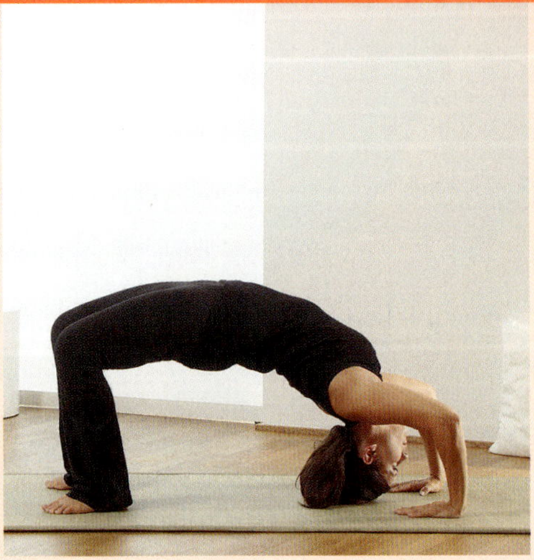

Lege dich mit dem Rücken flach auf den Boden. Öffne deine Knie maximal hüftweit und stelle die Füße knapp hinter deinem Gesäß auf. Die Fußaußenkanten sind parallel zum Mattenrand. Setze die Hände schulterweit hinter dem Kopf auf, sodass sich deine Fingerspitzen unter den Schultern befinden. Halte die Ellbogen so eng wie möglich zusammen. Gib in der Einatmung zeitgleich Druck in Hände und Füße und hebe deinen gesamten Körper vom Boden ab. Drücke dabei dein Becken zusätzlich nach oben. Senke in der Ausatmung die Krone des Kopfes zum Boden ab, halte dein Becken jedoch weiterhin gehoben.

Aktiviere deine Bauchmuskulatur und schiebe die Ellbogen nochmals zueinander. Verstärke den Druck auf beide Hände und Füße und verlängere dich in den Brustwirbeln. Hebe in der nächsten Einatmung das Becken und das Brustbein und strecke gleichzeitig die Arme. Der Kopf löst sich dabei automatisch vom Boden. Der Nacken ist entspannt. Die Arme bleiben eng am Körper, und die Schulterblätter ziehen sich nach innen. Schiebe in der Ausatmung das Steißbein Richtung Kniekehlen und presse die Oberschenkelinnenseiten zueinander. Verteile dein Gewicht gleichmäßig auf Hände und Füße. Verweile drei bis fünf Atemzüge.

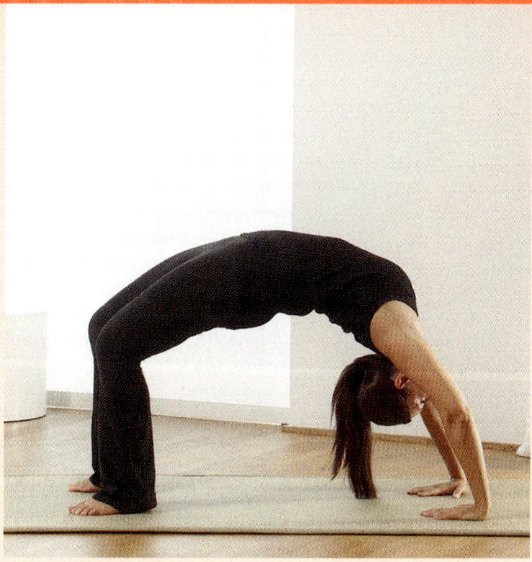

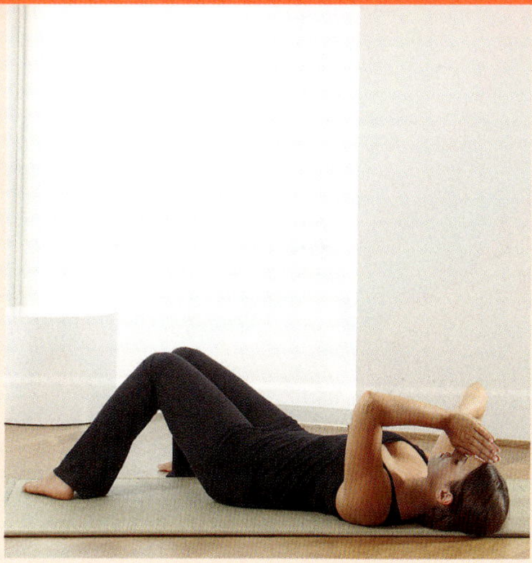

Zieh in der Ausatmung das Kinn zur Brust und senke den gesamten Körper ab. Stelle die Füße mattenweit auf, lass die Knie zusammenfallen, nimm deine Hände in Namaste und senke deine Daumen zum Dritten Auge zwischen den Augenbrauen ab. Mach eine kleine Pause und lass diese intensive Asana auf dich wirken.

Übrigens ...

... das volle Rad ist eine sehr intensive Rückbeuge. Übe sie erst, wenn du durch die vorangegangenen Übungen gut vorbereitet und aufgewärmt bist.

FLOW

9.–15.

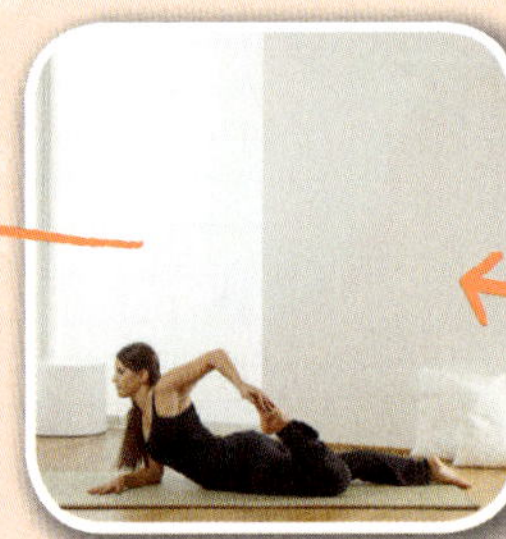

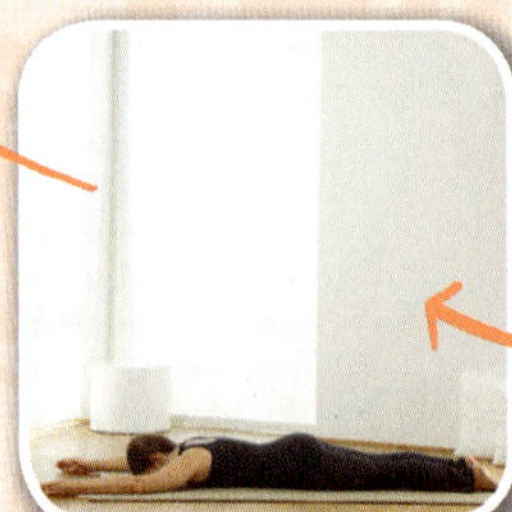

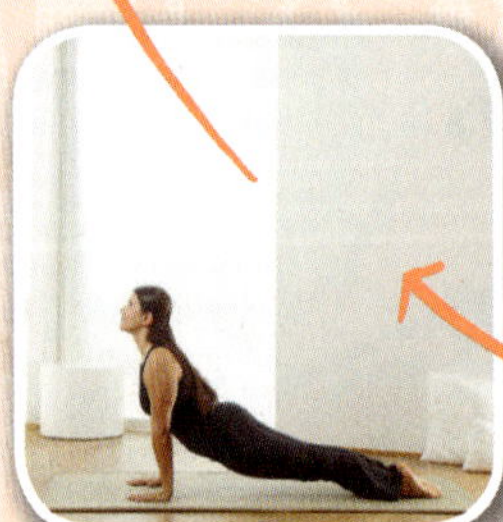

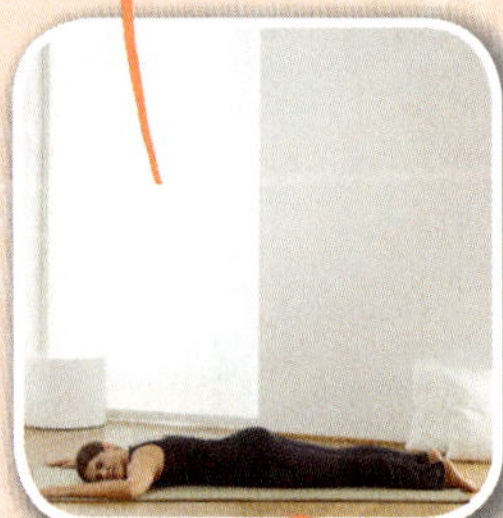

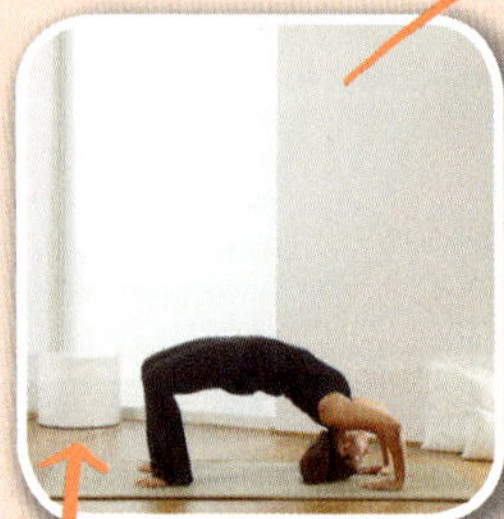

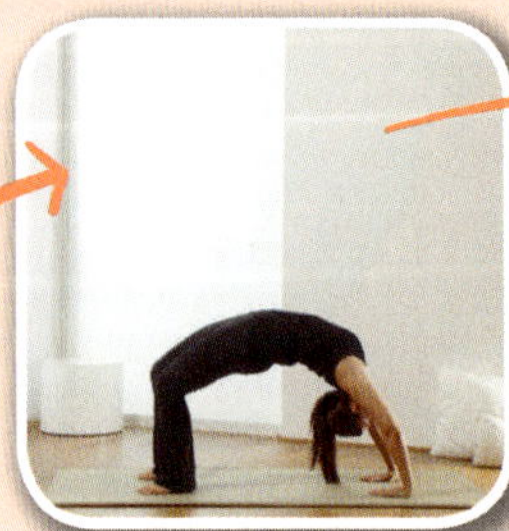

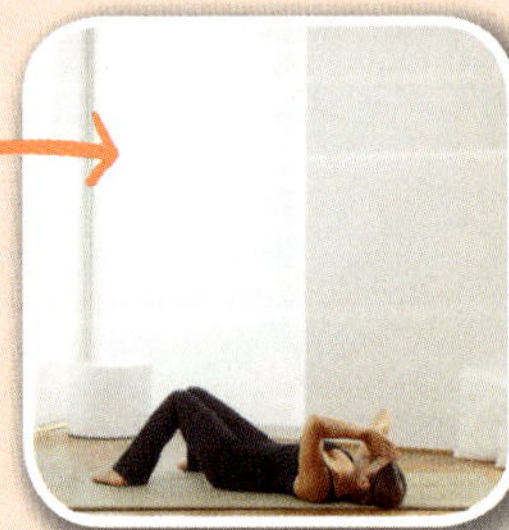

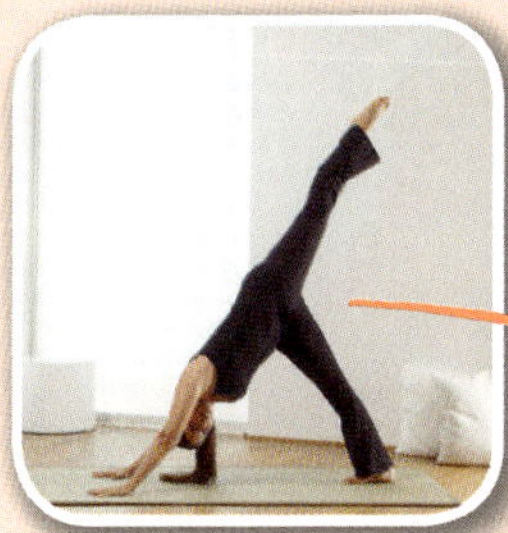
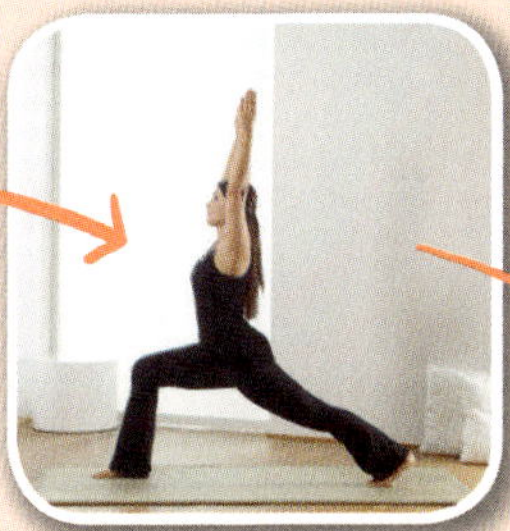
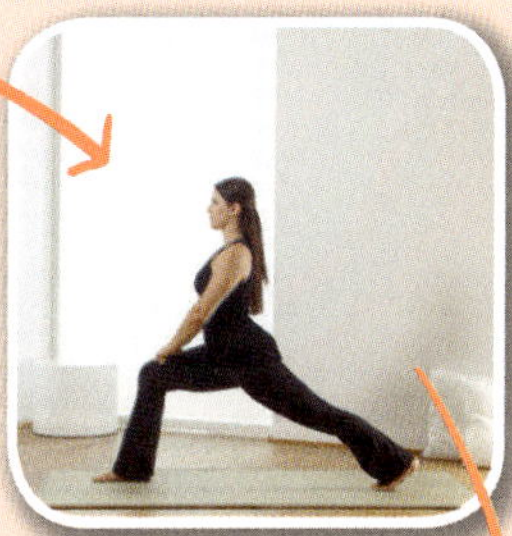

Dieser Flow stärkt und kräftigt deine Schultermuskulatur und trainiert gleichzeitig deine Bein-, Rücken- und vor allen Dingen deine Bauchmuskulatur. Es ist ein aktivierendes und energetisierendes Ganzkörperprogramm, das sich vor allem für morgens eignet.

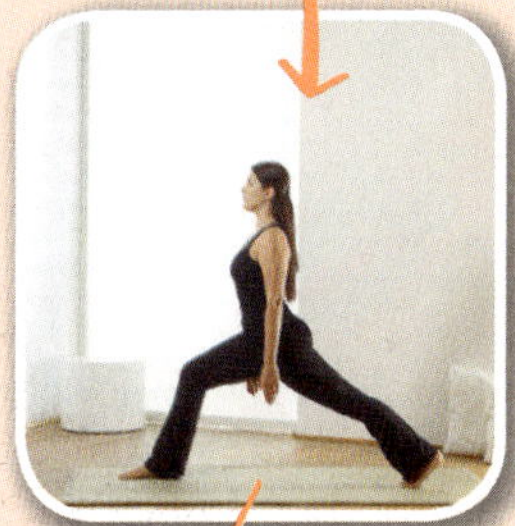
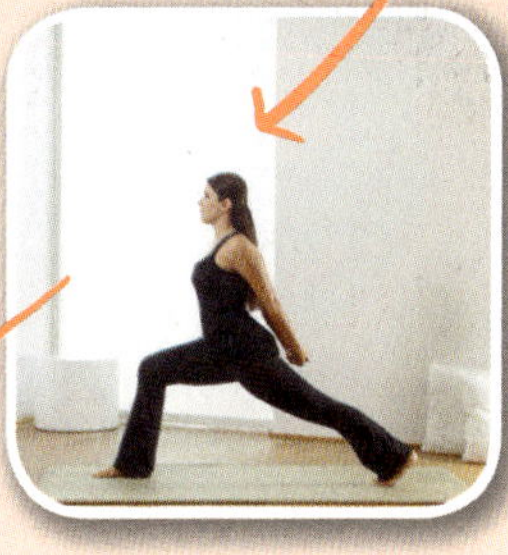
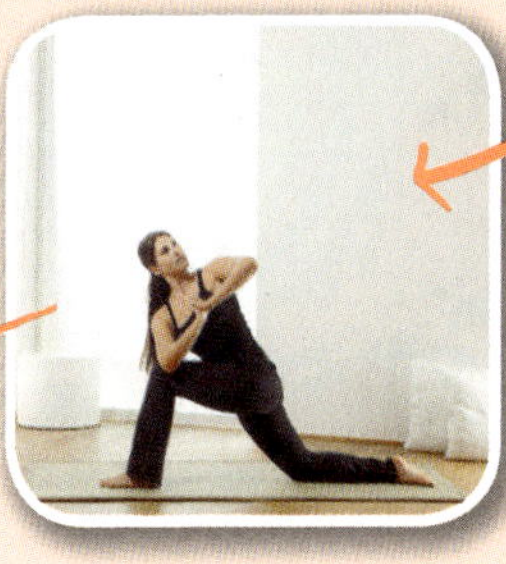
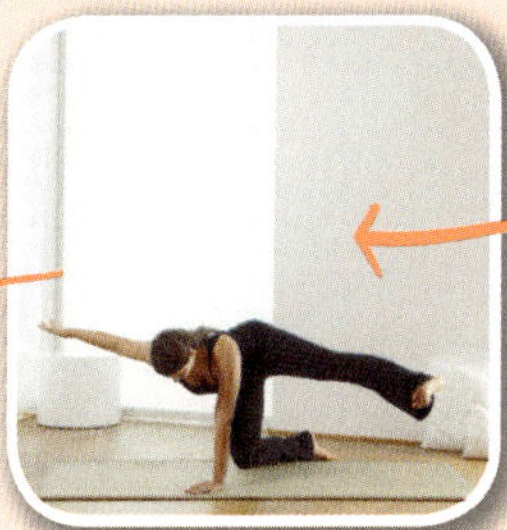

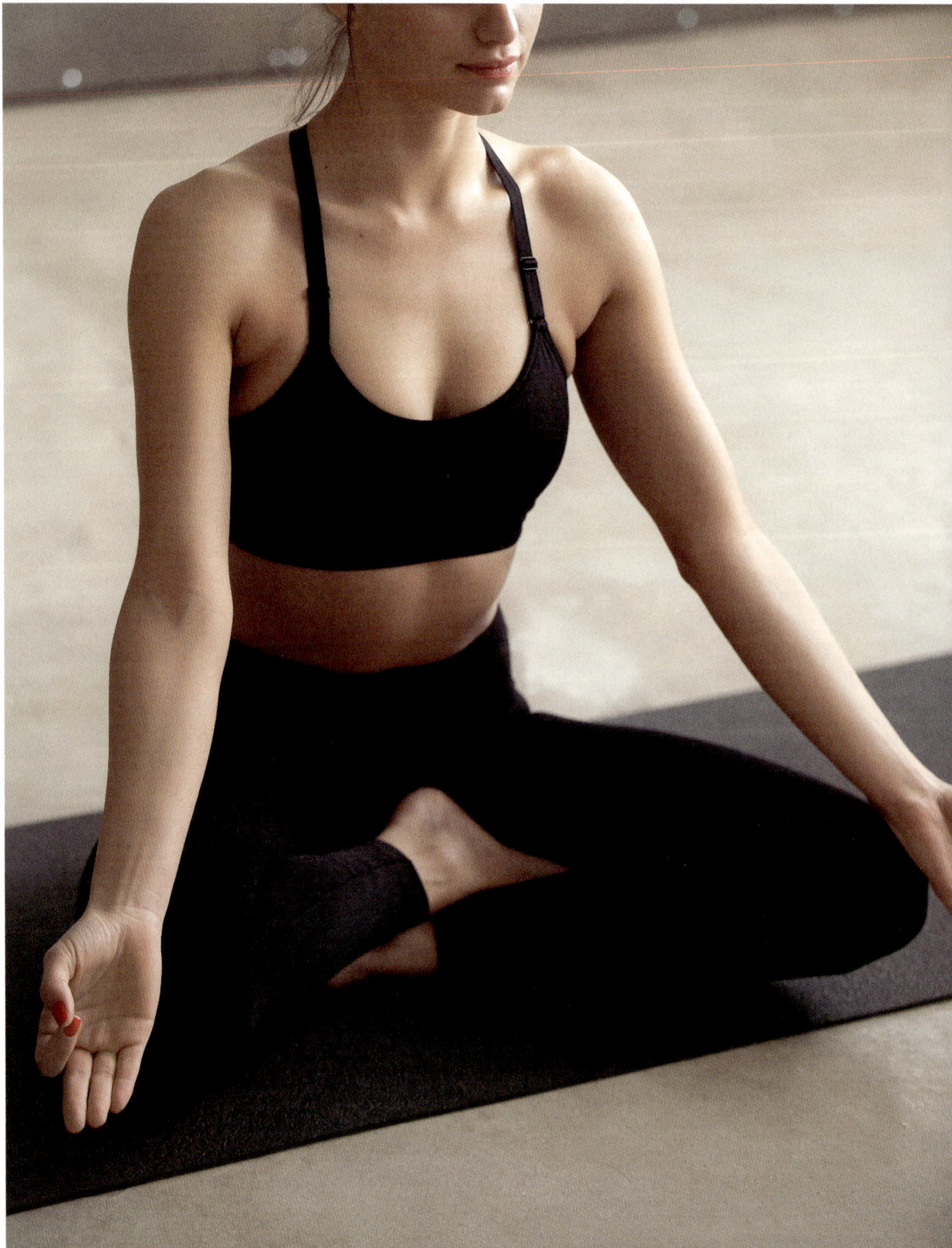

Sequenz für Experimentierfreudige

Die folgenden Asanas sind sozusagen die Weiterführung der »Immer-gut-Sequenz«, wenn du etwas mehr Abwechslung oder Herausforderung wünschst. Sie kräftigen und stärken fortgeschritten deinen Schulter- und Nackenbereich sowie deine Rücken- und Bauchmuskulatur, bedürfen aber schon der entsprechenden Voraussetzungen. Die Aktivierung deiner tief liegenden Bauchmuskulatur (Core Integration siehe Seite 55) sollte dir in Fleisch und Blut übergegangen sein. Nähere dich den Asanas Schritt für Schritt und erinnere dich an die goldene Yogaregel »Alles kann, nichts muss« (siehe Seite 23). Geh mit deinem Atem in die Asana und nicht mit deinem Willen. Die Atmung ist gerade bei diesen kraftvollen Asanas das A und O. Deshalb sei hier die Wichtigkeit der Ujjayi-Atmung erwähnt.

Ujjayi – die siegreich verlängerte Atmung

Bei der »siegreich verlängerten Atmung« atmest du tief und gleichmäßig durch die Nase ein und aus. Du verengst dabei den Kehlkopf und die Stimmritze, sodass die Atmung wie durch ein Ventil kontrolliert langsamer als üblich fließen kann. Mit ein wenig Übung erzeugst du dabei ein sanftes Geräusch. Um zu prüfen, wie sich dies feinmotorisch anfühlt, legst du eine Hand auf deinen Kehlkopf und hauchst mit geöffnetem Mund aus. Spüre, wie sich dein Kehlkopf etwas zurückzieht. Behalte diese Position des Kehlkopfes bei, allerdings mit geschlossenem Mund. Integriere diese Atemtechnik in deine Asana-Praxis! Sie wirkt ausgleichend und beruhigend und hilft dir, dich ganz und gar auf deine Praxis zu konzentrieren und nicht abzuschweifen. Gleichzeitig ist deine Atmung dein innerer Lehrer, der ganz genau weiß, wie weit du gehen kannst. Wird deine Atmung unruhig und flach oder hältst du gar den Atem an, dann ist es Zeit, eine Pause zu machen.

Hör auf deinen inneren Lehrer!

16 KAPALABHATI
Schädelleuchten (dynamisch)

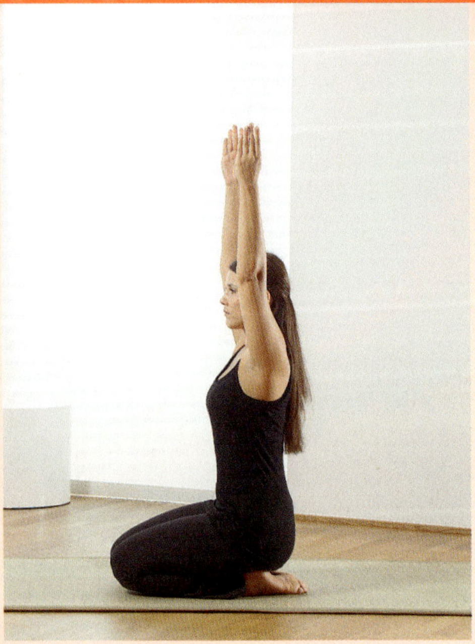

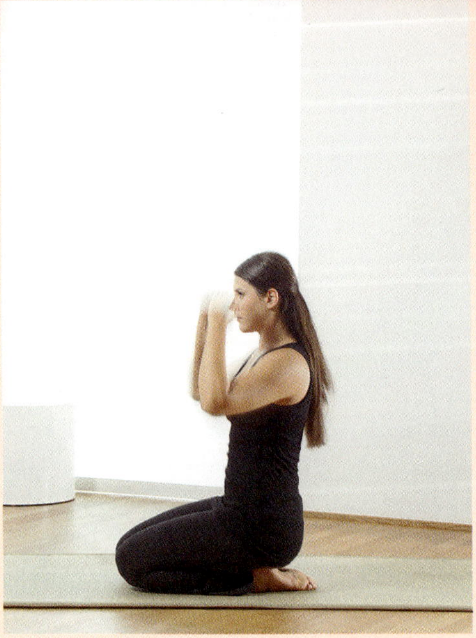

Komm in einen Fersensitz. Lege dir gern einen Block unter den Po oder eine Decke zwischen die Fersen und den Po, wenn das bequemer ist. Bleibe erst einmal ein paar Atemzüge sitzen und nimm deine natürliche Atmung wahr.

Atme dann durch die Nase ein und strecke dabei deine Arme gerade nach oben. Atme stoßweise durch die Nase aus, ganz so, als würdest du dir die Nase putzen. Zieh dabei deine Arme kraftvoll nach unten und gebeugt nach hinten.

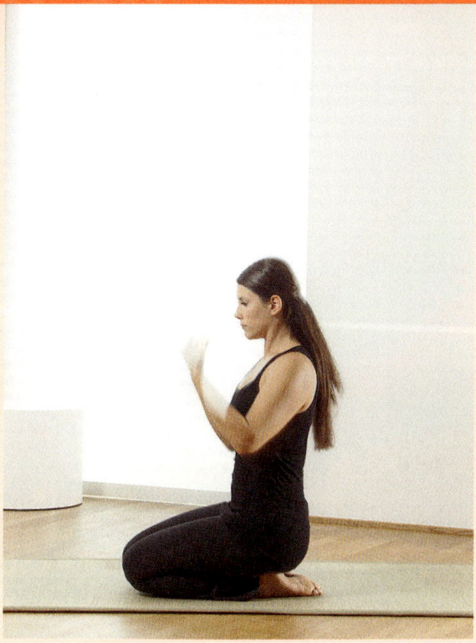

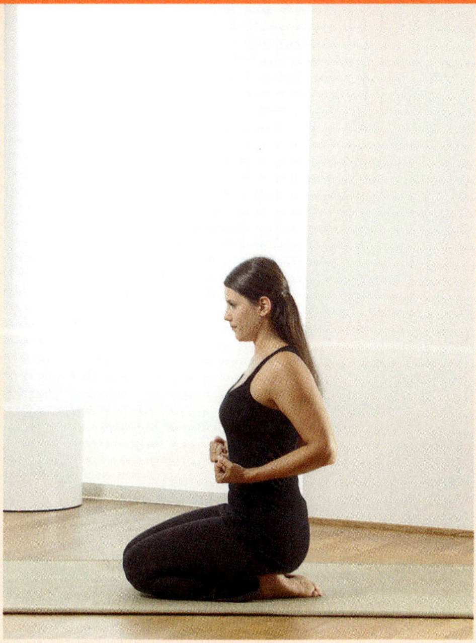

Finde einen für dich angenehmen Rhythmus und atme zehn- bis zwanzigmal durch die Nase normal ein und stoßweise durch die Nase aus, koordiniert mit der Armbewegung. Sollte dir schwindelig werden, verlangsame das Tempo oder mach eine kurze Pause. Die Übung sollte zu keinem Zeitpunkt unangenehm sein, also dosiere die Intensität. Nach max. 20 Stößen machst du eine Pause, spürst kurz nach und wiederholst die Atemübung noch zweimal.

Übrigens …

… es bietet sich an, vorher gründlich die Nase zu schnäuzen, um »flying objects« zu vermeiden.

17 DANDASANA
Stock (dynamisch)

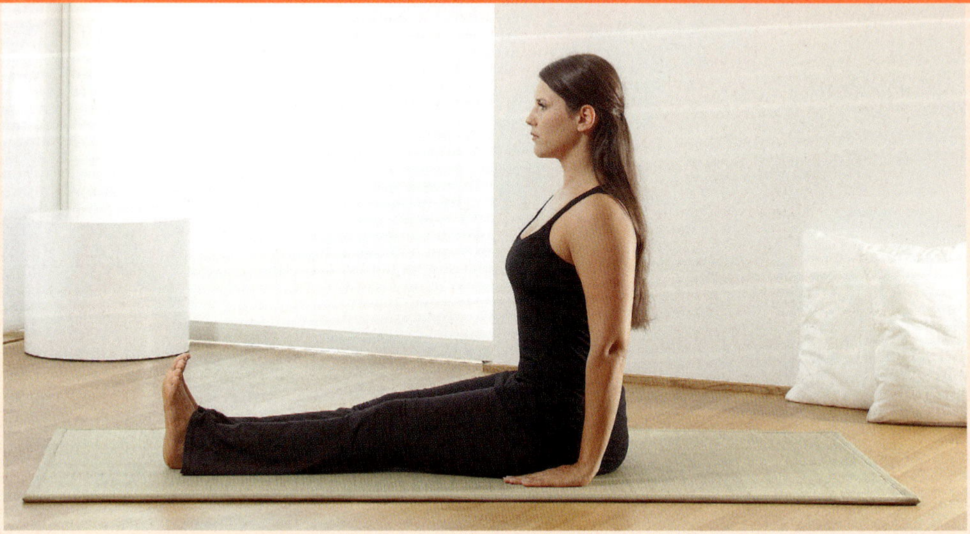

Setze dich mit gestreckten Beinen aufrecht auf den Boden und lege deine Handflächen mit aufgefächerten Fingern neben deinen Hüften auf. Das Becken ist gerade aufgerichtet, deine Bauchmuskulatur ist leicht aktiv. Spanne die Beinmuskulatur an, zieh die Zehen zum Körper hin und schiebe die Fersen vom Körper weg. Gib Druck in die Hände und verlängere in der Einatmung deine Wirbelsäule über die Krone des Kopfes nach oben. Verstärke in der Ausatmung den Druck auf die Hände und versuche, dein Gesäß abzuheben – und sei es auch nur in deiner Vorstellung. Halte den Druck ein bis drei Atemzüge und entspanne dann kurz die Hände. Wiederhole die Übung drei- bis fünfmal.

Übrigens …

… ist es manchen tatsächlich gegeben, das Gesäß und sogar die Beine abzuheben und nur noch auf den Händen zu balancieren. Wer weiß, vielleicht ist es eines Tages so weit.

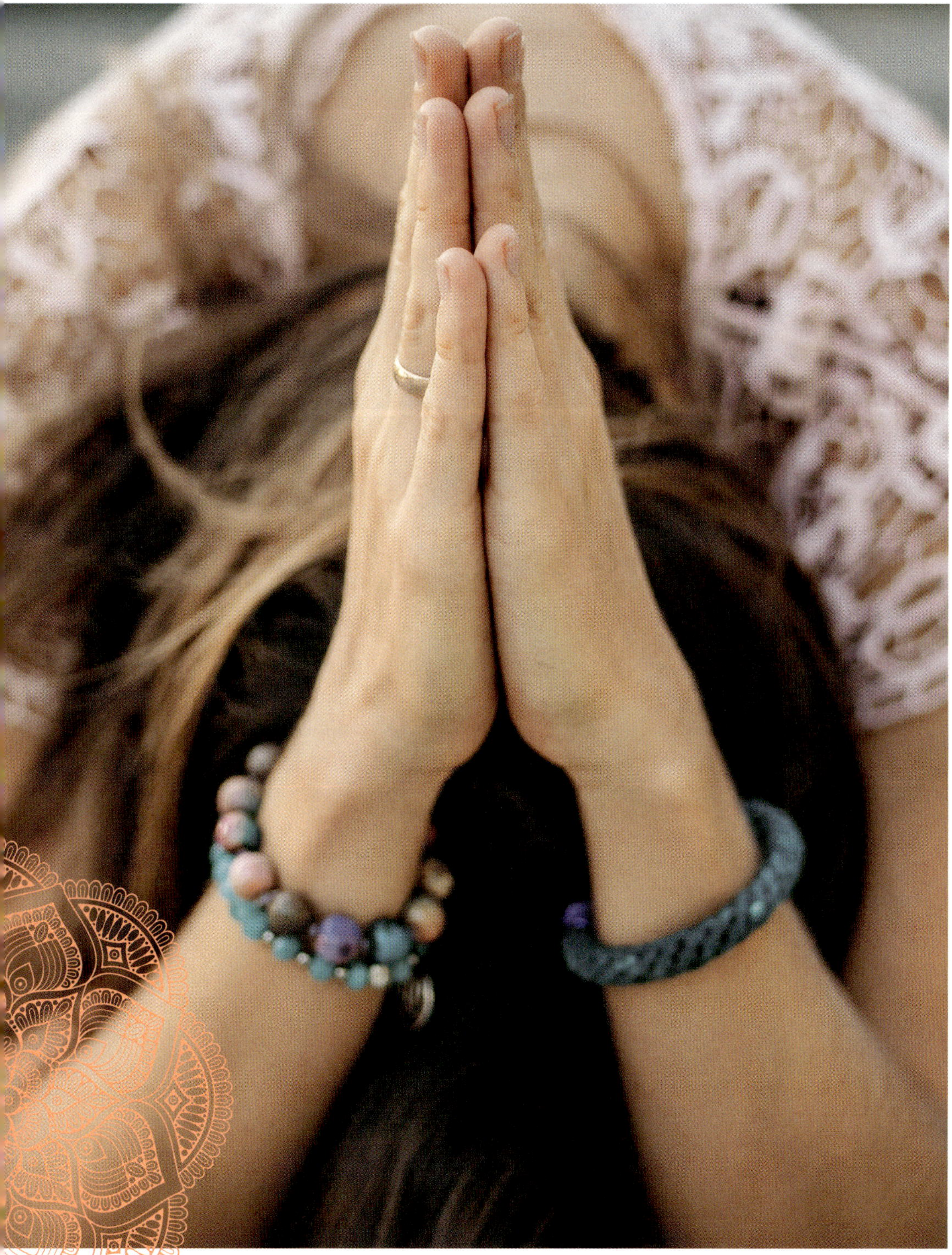

18 PURVOTTANASANA
Umgedrehtes Brett

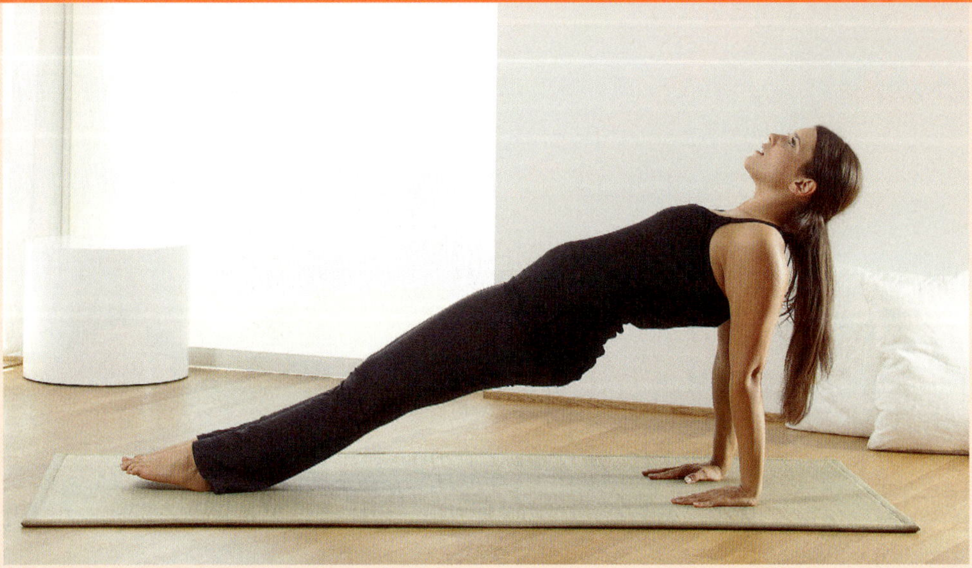

Setze dich mit ausgestreckten Beinen auf den Boden und platziere deine Hände etwa eine Handbreit hinter dem Gesäß. Deine Finger können nach vorn oder nach hinten zeigen, je nachdem, was angenehmer für dein Handgelenk ist. Gib in der Einatmung Druck in deine Hände und Füße und hebe dein Becken und deine Beine gleichzeitig vom Boden ab. Setze, wenn möglich, deine Fußsohlen flach auf. Strecke dich in der Ausatmung lang, schiebe dein Steißbein in Richtung Füße und hebe dein Becken, so gut es geht. Verweile drei bis fünf Atemzüge und komm dann in der Ausatmung wieder nach unten.

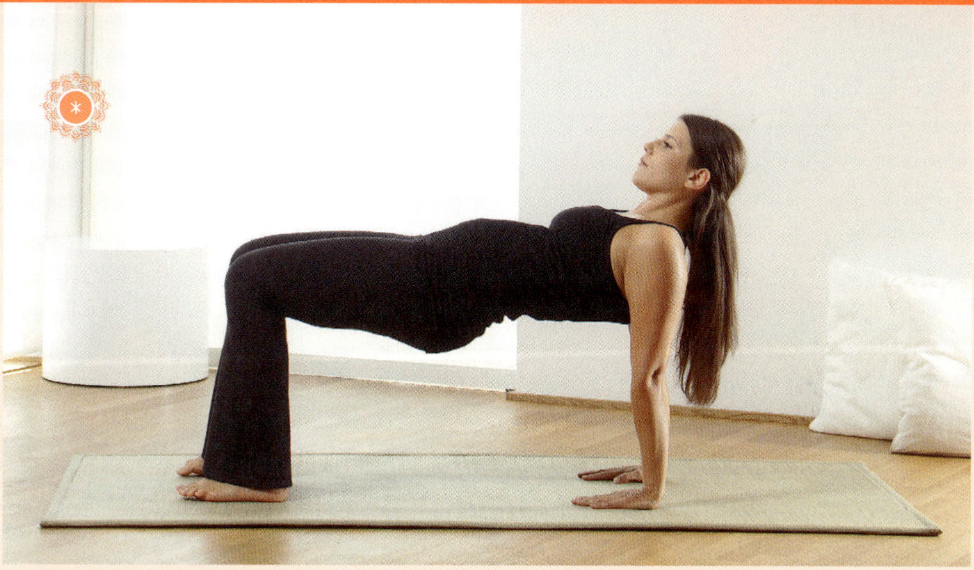

Alternative

Wenn du deine Beine noch nicht bequem strecken kannst, beuge sie im rechten Winkel an und richte deine Kniegelenke über den Fußgelenken aus. Wegen ihrer Form wird diese Position auch »der Tisch« genannt.

Übrigens ...

... wenn du in dieser Asana neben deiner Schultermuskulatur auch deine Nackenmuskulatur stärken möchtest, hältst du den Kopf gehoben. Wenn du deine Nackenmuskulatur eher entspannen möchtest, lässt du den Kopf nach hinten fallen – vorausgesetzt, du hast keine Nackenprobleme.

19 SALAMBA DANDASANA

CHATTURANGA – Brett <> Liegestütz

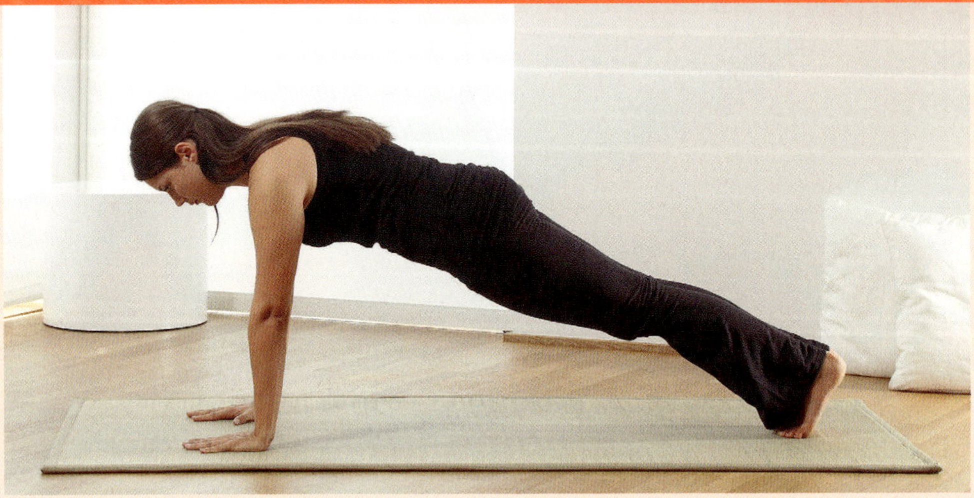

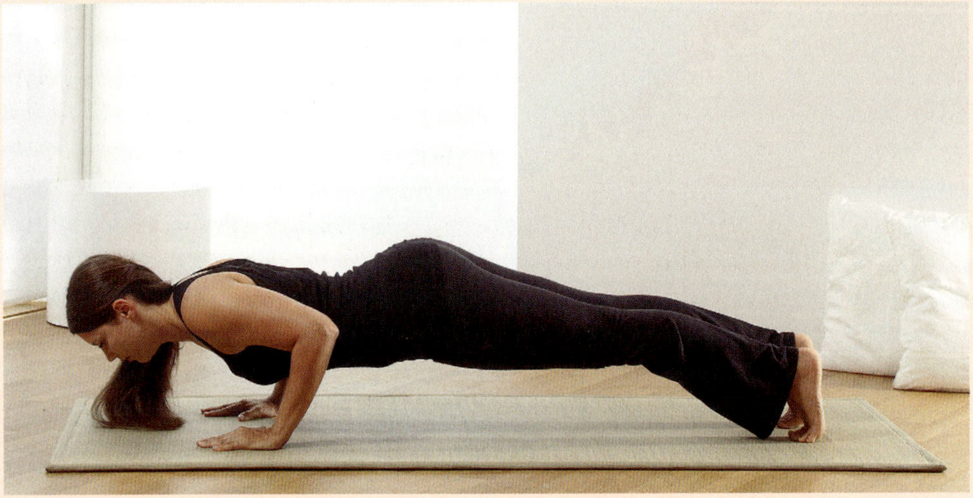

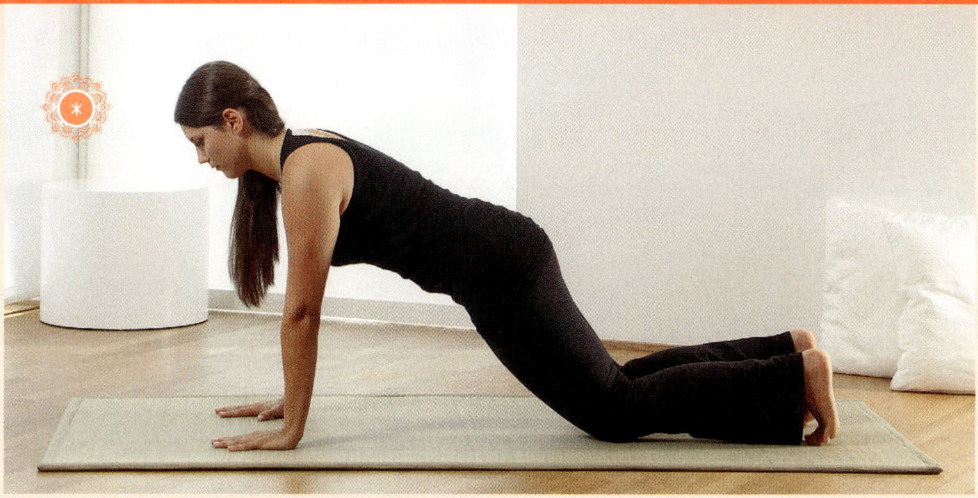

Komm in das Brett – oder auch Schiefe Ebene genannt. Diese Asana ist eine »Ganzkörperasana«, denn sie erfordert Spannung im gesamten Körper. Spanne deine Bauch- und Beinmuskulatur an. Zieh die Fersen nach hinten, während du die Krone des Kopfes nach vorn ziehst und gleichzeitig in den Hinterkopf schiebst, sodass auch deine Nackenmuskulatur aktiv ist. Spreize die Finger, belaste die gesamte Hand und strecke die Arme. Die Schultergelenke befinden sich über den Handgelenken. Dreh die Oberarme leicht nach außen.

Zieh in der Einatmung deine Wirbelsäule lang und halte die gerade Linie deines Körpers. Senke in der Ausatmung deinen Körper mit Kraft ab, bis die Oberarme zusammen mit den Unterarmen einen 90-Grad-Winkel bilden. Presse die Oberarme dicht an die Rippen, als hättest du ein Blatt Papier in der Achselhöhle eingeklemmt. Halte in der nächsten Einatmung die Spannung im gesamten Körper, atme dann lang aus und drücke dich wieder nach oben ins Brett. Zieh dabei die Schulterblätter nach hinten und richte deinen Blick zum Boden aus. Wiederhole diese dynamische Übung drei- bis fünfmal und mach dann eine Pause in der Bauchlage.

Alternative

… wenn du diese sehr anstrengende Asana noch nicht sicher und stabil im unteren Rücken üben kannst, dann senke lieber die Knie ab und übe den sogenannten halben oder Damen-Liegestütz.

20

VASISTHASANA VRIKSHASANA

Seitstütz mit Baum

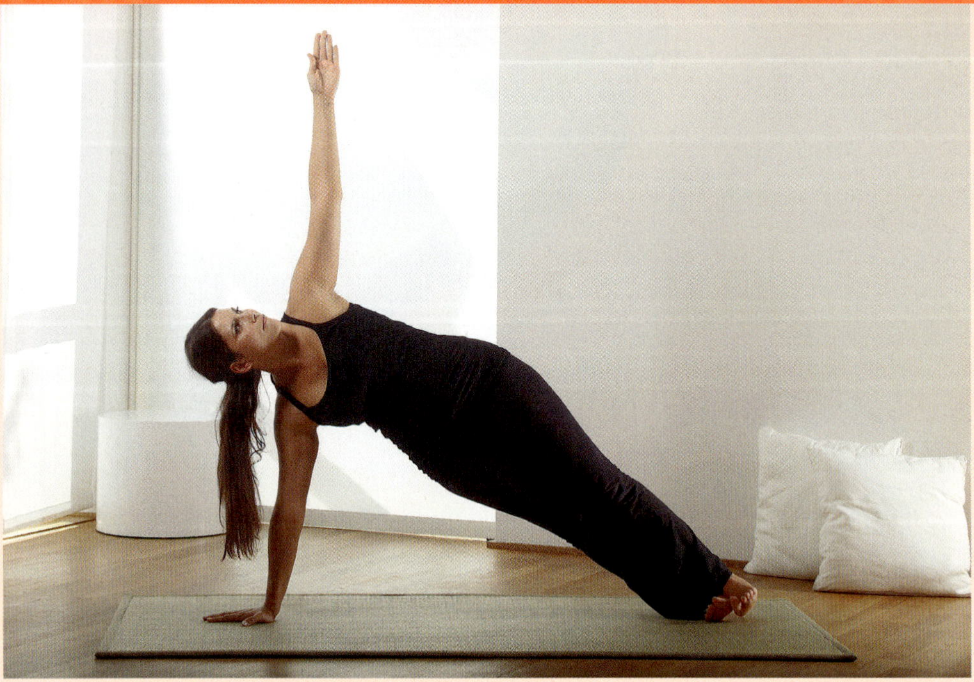

Komm in das Brett (siehe vorherige Seite) und baue wieder deine Ganzkörperspannung auf. Atme tief ein und verlagere dein Gewicht in der Ausatmung auf deine rechte Hand und die Außenkante deines rechten Fußes. Setze den linken Fuß auf den rechten und hebe den linken Arm gestreckt Richtung Decke. Stabilisiere dich, indem du deine rechte Hand und den rechten Fuß fest in den Boden drückst und dich gleichzeitig mit der Hüfte und deiner linken Hand energetisch nach oben ziehst. Deine Schultern und Arme bilden eine Linie.

Wenn es dein Nacken erlaubt, richte den Blick auf deine obere Hand, sonst sieh nach unten.

Schwierigere Variante

Setze deinen linken Fuß auf die Wade oder auf den Oberschenkel in die Baumposition. Presse dabei mit der Fußsohle gegen die Wade oder den Oberschenkel und umgekehrt, sodass du Druck und Gegendruck aufbaust.

Leichtere Variante

Senke das rechte Knie zum Boden ab und verteile dein Gewicht gleichmäßig auf die linke Hand, das linke Knie und die Außenkante vom linken Fuß.
Halte deine Variante drei bis fünf Atemzüge lang, mach eine kurze Pause und wechsle die Seite.

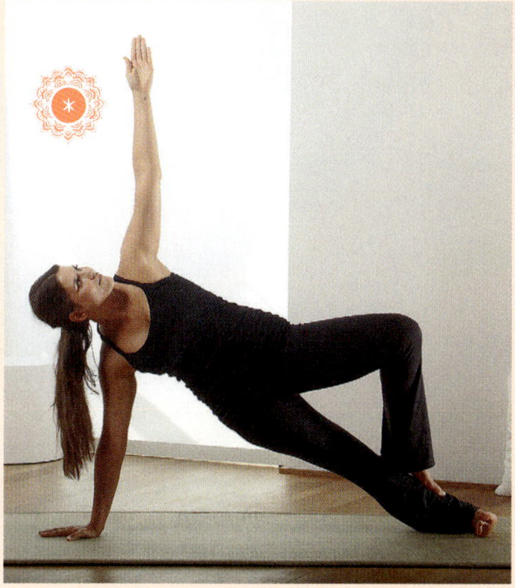

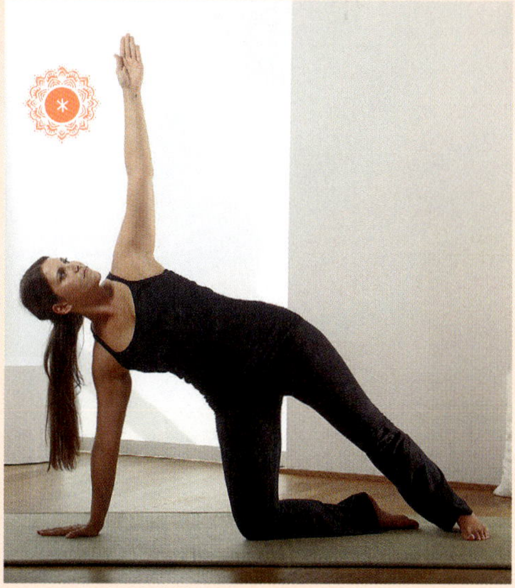

21 SHASHANGASANA

Kaninchen

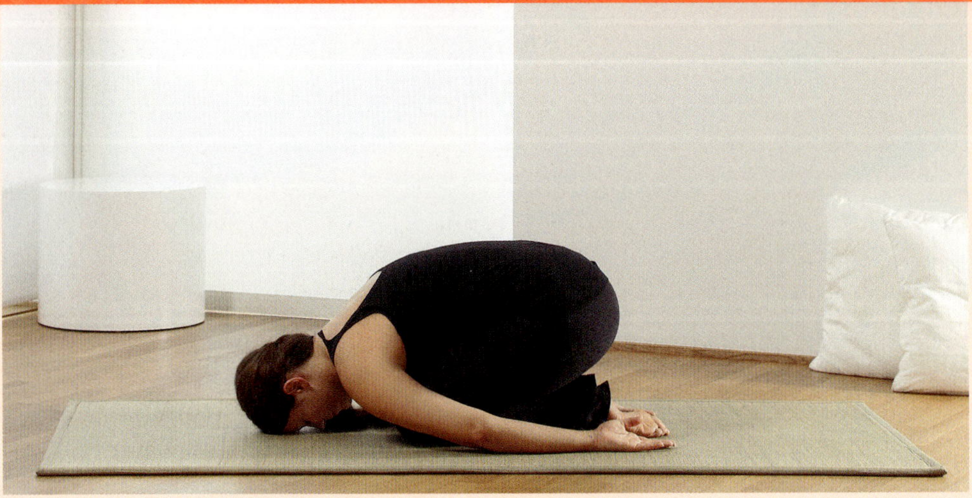

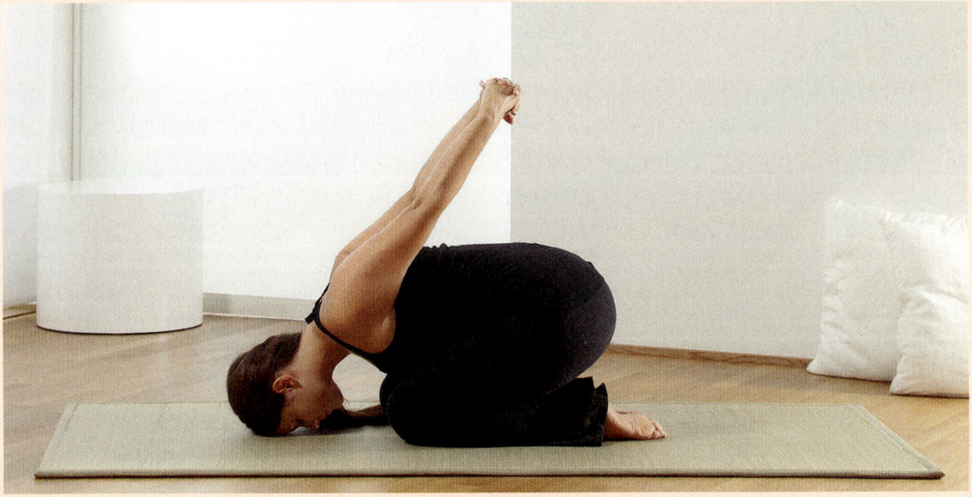

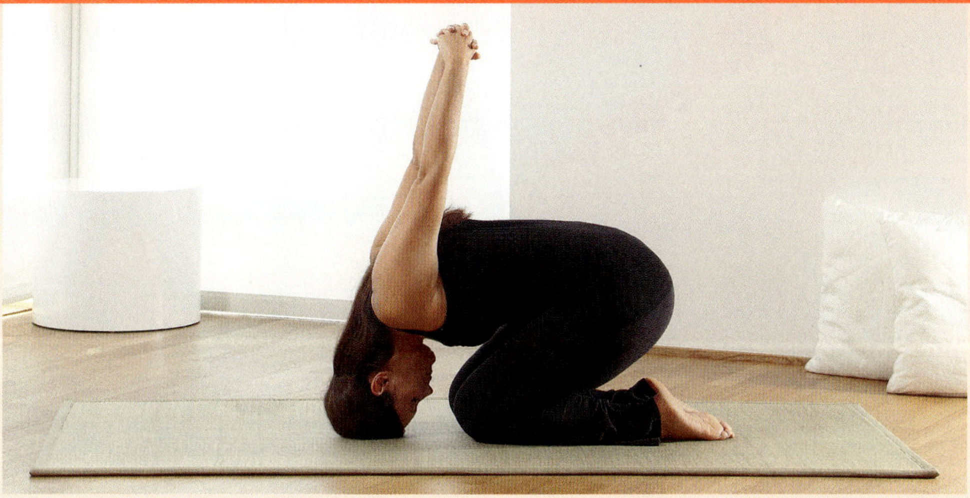

Komm in die Kindeshaltung. Verschränke die Hände hinter dem Rücken und setze die Stirn am Haaransatz so weit wie möglich nach vorn auf. Atme ein und zieh deine Arme, so gut du kannst, nach oben Richtung Decke. Atme aus und hebe deinen Po an, sodass du automatisch auf die Krone deines Kopfes kommst und mehr Gewicht auf deinem Kopf lastet. Verweile fünf bis sieben Atemzüge und mach eine Pause.

Übrigens …

… nähere dich langsam der Idee an, mehr und mehr deines Gewichts mit deiner Nackenmuskulatur tragen zu können. Je höher du den Po hebst, desto mehr Gewicht landet auf deinem Kopf. Passe die Stellung deines Kopfes entsprechend an, sodass du immer auf der Krone des Kopfes bist und dein Nacken lang bleibt. Hebe den Po maximal bis auf die Linie deiner Knie, aber nur, wenn es dein Körper erlaubt.

NO-GO: bei Nackenproblemen, Bandscheibenvorfällen in der Halswirbelsäule, Bluthochdruck sowie erhöhtem Augeninnendruck.

22 SALAMBA SHIRSHASANA I & II

Gestützter Kopfstand I & II

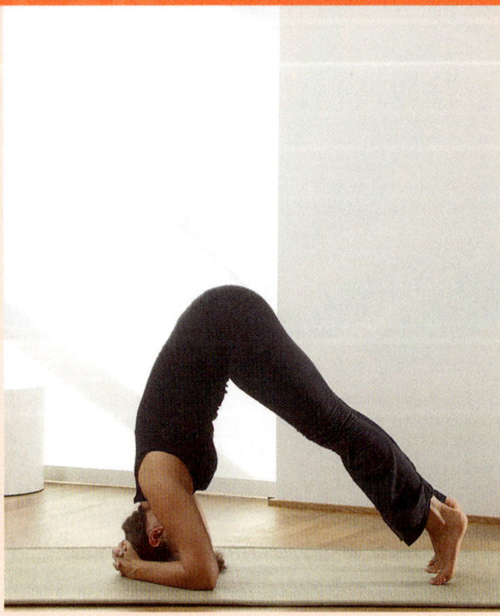

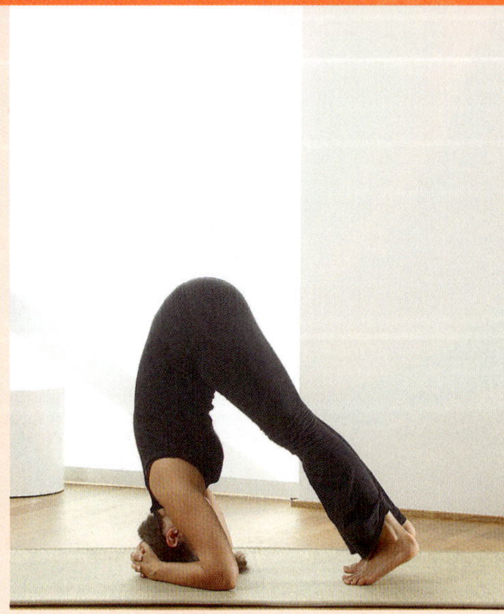

Komm in den Vierfußstand und setze die Ellbogen schulterweit am Boden auf. Falte die Hände, lege die kleinen Finger parallel übereinander und forme so ein »Körbchen« für deinen Kopf. Setze die Krone des Kopfes so auf dem Boden auf, dass dein Hinterkopf von deinen Händen gestützt wird. Hebe die Knie ab, strecke die Beine und wandere mit deinen Füßen so nah an deinen Körper heran, bis das Becken fast über deinen Schultern steht. Komm auf die Zehenspitzen und halte dabei den größten Teil des Gewichts mit den Unterarmen. Drücke dich aus den Schultern heraus nach oben und zieh die Schultern weg von den Ohren, damit du nicht im Schultergürtel einsinkst. Deine Bauchmuskulatur ist aktiv und stabilisiert deinen Rücken. Verweile hier drei bis fünf tiefe Atemzüge oder – wenn du dich stabil genug fühlst – geh noch einen Schritt weiter.

Atme tief ein und nimm in der Ausatmung ein Bein nach dem anderen nach oben – entweder gestreckt oder gebeugt. Wenn dein Becken über dem Körper steht, kommen die Beine fast von selbst hoch.

Wichtig! Nimm auf keinen Fall Schwung und spring nicht in den Kopfstand!

Drücke die Fersen weiter nach oben und schiebe das Steißbein ebenfalls nach oben. Dein gesamter Körper ist dabei aktiv.

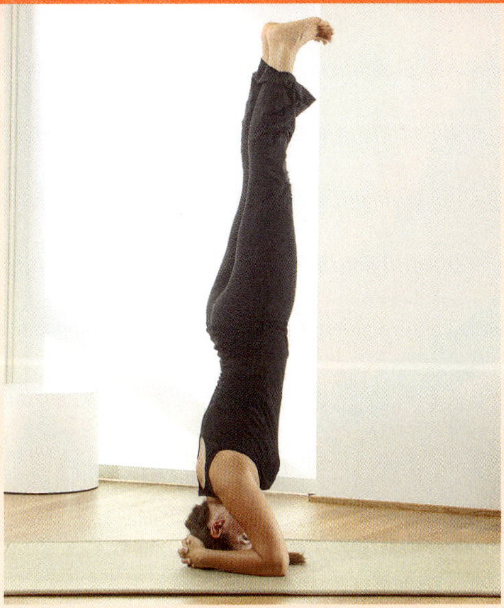

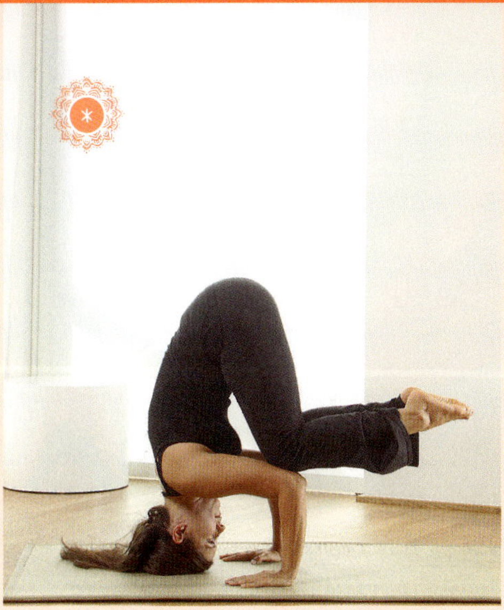

Verweile hier drei bis fünf tiefe Atemzüge und komm dann kontrolliert aus der Asana heraus. Ruhe dich im Fersensitz aus.

Variante

Für den Gestützten Kopfstand II brauchst du weniger Kraft in den Armen, Schultern und in der Körpermitte, dafür hast du aber deutlich mehr Gewicht auf dem Kopf, beanspruchst also noch stärker deine Nackenmuskulatur.
Setze deine Hände mit weit gespreizten Fingern und die Krone deines Kopfes so am Boden auf, dass sie ein Dreieck bilden. Folge ansonsten den Anleitungen wie beim Gestützten Kopfstand I. Lege deine Knie auf den Oberarmen ab, um ein Gefühl für die Balance zu entwickeln.

Übrigens …

… der Kopfstand ist eine komplexe Asana, die die gesamte Schulter-, Nacken- und Bauchmuskulatur trainiert. Wenn du alle stärkenden Asanas bewältigen kannst, nähere dich mit Achtsamkeit dieser Asana an.

NO-GO: Bei Nackenproblemen, Bandscheibenvorfällen in der Halswirbelsäule, Bluthochdruck sowie erhöhtem Augeninnendruck.

FLOW

16.–22.

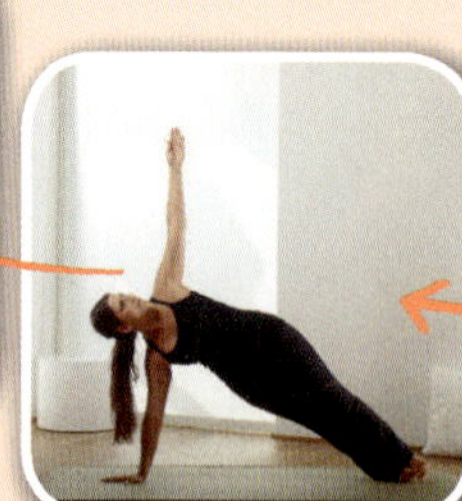

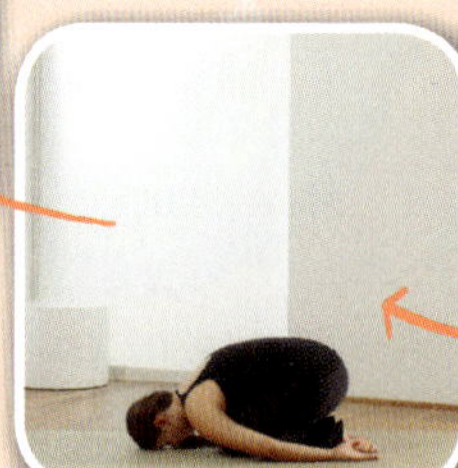

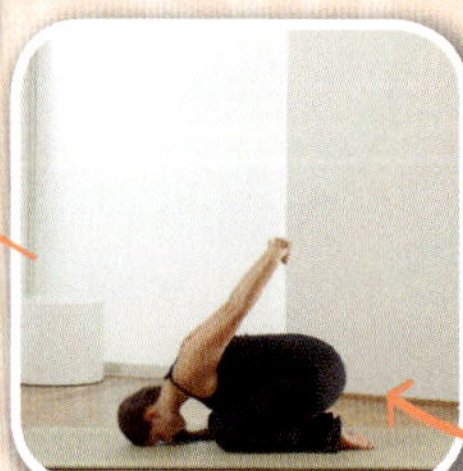

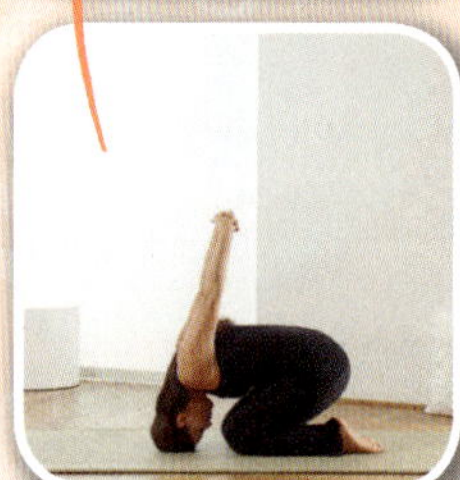

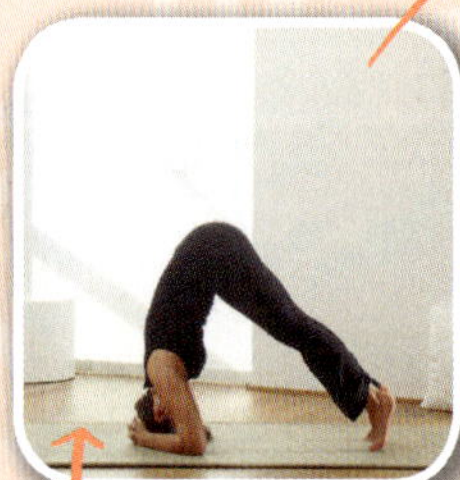

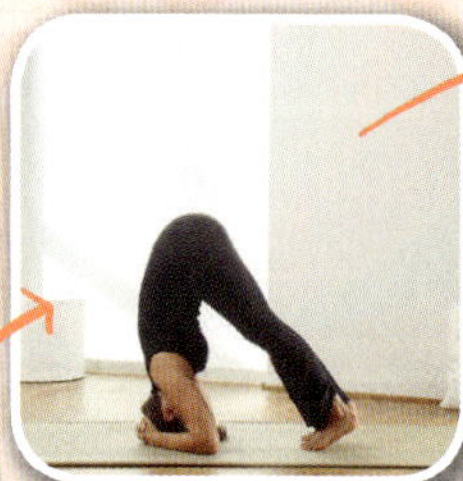

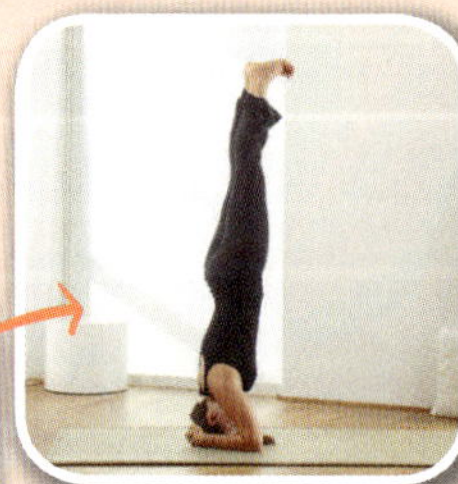

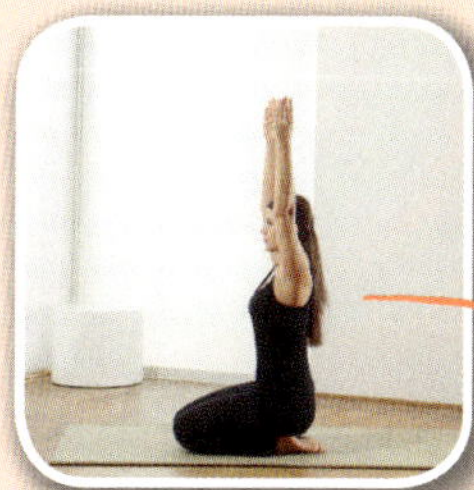

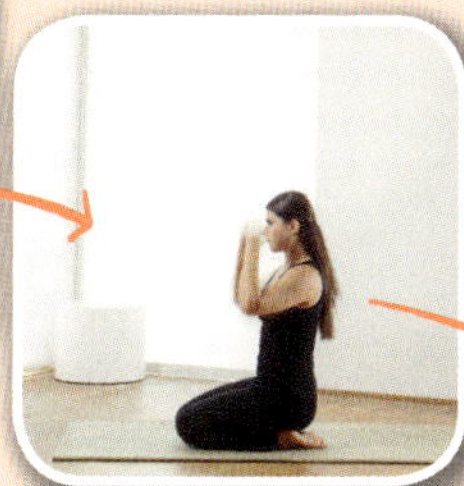

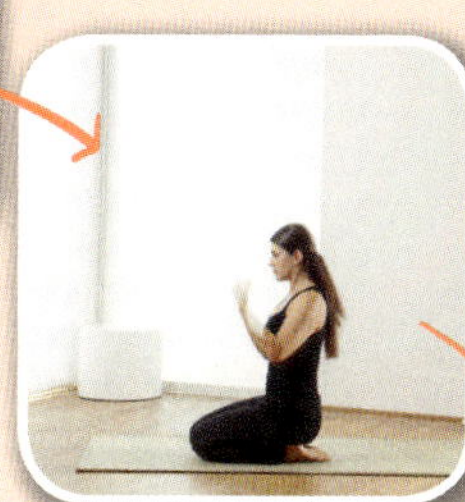

Dieser Flow beinhaltet fortgeschrittene Asanas, die deine Schultermuskulatur stärken und kräftigen und die du üben kannst, wenn du ein wenig Abwechslung und Herausforderung brauchst. Gleichzeitig trainierst du deine Bein-, Rücken- und vor allen Dingen deine Bauchmuskulatur. Es ist ein sehr aktivierendes und energetisierendes Ganzkörperprogramm, das sich vor allem für morgens eignet.

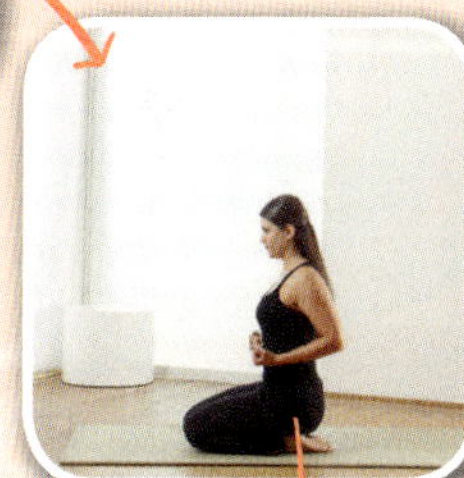

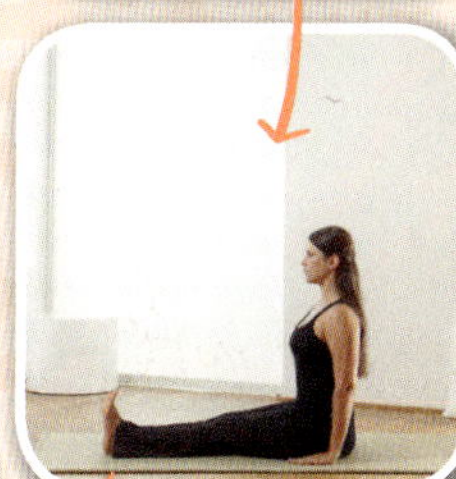

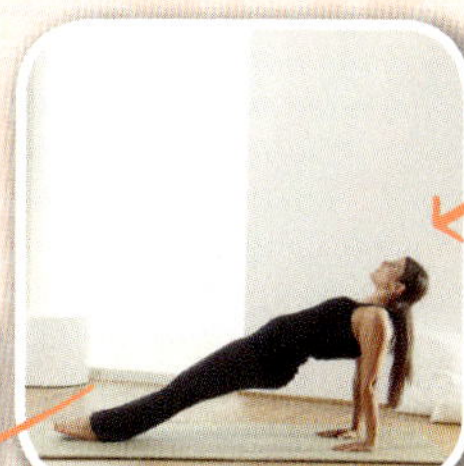

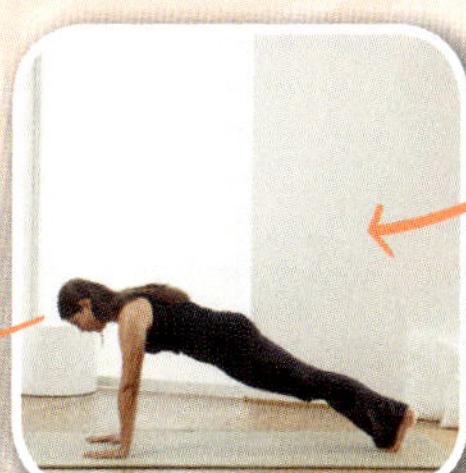

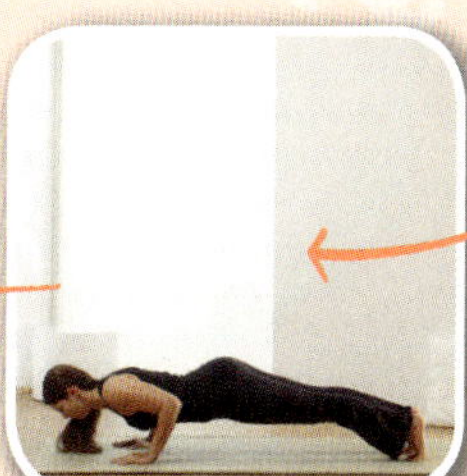

PRAXISTEIL 3

GEDEHNT UND ENTSPANNT

GENIALE ÜBUNGEN

zur Dehnung deiner Schultern und deines Nackens

Im dritten Teil findest du Übungen, die deine Schulter- und Nackenmuskulatur dehnen und geschmeidiger machen. Sie wirken entspannend und lassen regelrecht alle Last von deinen Schultern gleiten. Solltest du schon Verspannungen oder Schmerzen haben, schenken sie dir sogleich Linderung. Auch vorbeugend sind diese Übungen geeignet. Gleichzeitig schenkst du auch den Vorder- und Rückseiten deiner Beine und deines Rumpfes eine schöne Dehnung. Letzteren dehnst du auch noch seitlich, sodass wieder dein ganzer Körper etwas davon hat.

Dehnungen sind sehr wohltuend, wenn du aber sehr verspannt bist, können sie dir am Anfang auch schwerfallen. Geh deshalb vorsichtig und sanft in die Dehnungen und lass deinem Körper Zeit. Du solltest in jeder Asana schmerzfrei sein. Oft wird im Yoga von dem »süßen Dehnungsschmerz« gesprochen, aber bedenke: Jeder Schmerz ist eine Verletzung! Deshalb geh nicht an oder gar über deine Schmerzgrenze hinaus, wenn du in die Asana gehst. Die Wahrnehmung der Dehnung verändert sich mit der Zeit, und die Anspannung lässt nach, insbesondere wenn du mit deiner Atmung arbeitest (siehe Seite 26). Mit Schmerzen signalisiert dir dein Körper ganz klar, entweder etwas oder ganz aus der Asana herauszukommen.

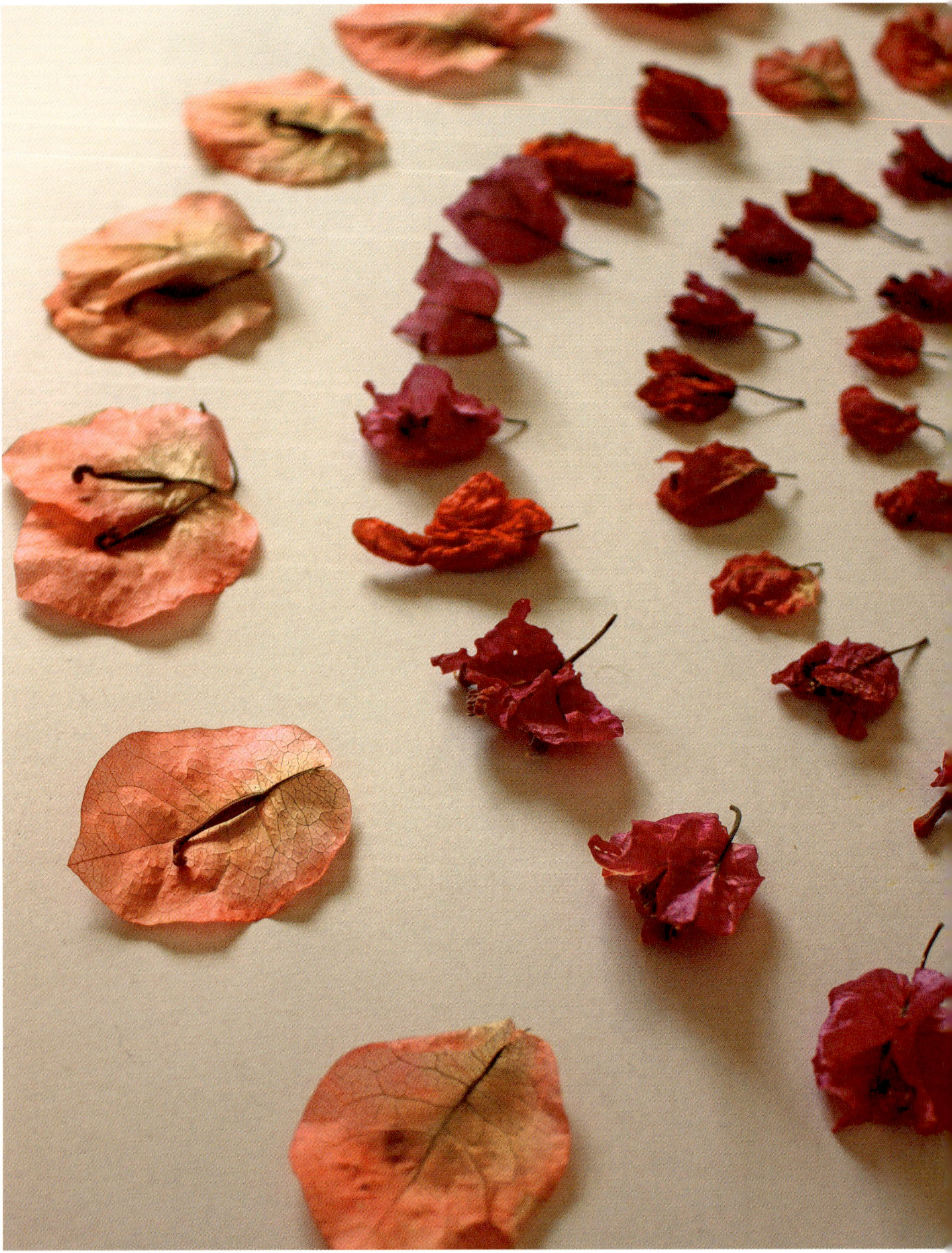

Immer-gut-Sequenz

Die »Immer-gut-Sequenz« beinhaltet einfachere Übungen, die du immer üben kannst, auch wenn deine Muskulatur noch nicht so flexibel ist oder deine Faszien besonders verklebt sind. Dass Muskeln gedehnt werden können, ist spätestens seit Turnvater Jahn bekannt, also schon seit dem späten 18. Jahrhundert. Faszien und ihre Verläufe, die erst seit rund fünfzehn Jahren näher erforscht werden, spielen jedoch auch eine große Rolle.

Die Bedeutung von Faszien

Faszien ziehen sich wie ein Netz durch den gesamten Körper und verbinden die unterschiedlichen Elemente des Körpers wie Knochen, Muskeln und Organe, ohne dass diese sich jeweils berühren. Sie halten den Körper zusammen und verleihen ihm Stabilität einerseits, Elastizität andererseits. Lange Faszienketten bilden mit den Knochen und Muskeln ein Spannungsfeld, das bei allen Bewegungen sehr fein reagiert. Die Aktivierung eines Muskels hat immer auch Reaktionen in der dazugehörigen Faszienkette zur Folge.

Bei Schulter- und Nackenbeschwerden sind besonders die sogenannte oberflächliche Rückenlinie und die oberflächliche Frontallinie relevant.

Die oberflächliche Rückenlinie: Die Rückenlinie verläuft von unter den Füßen über die Rückseite der Beine, rechts und links der Wirbelsäule entlang bis hoch über den Schädel und zu den Augenbrauen, also über die gesamte Körperrückseite. Sie ist für die aufrechte Haltung und Streckung der Wirbelsäule in der Rückbeuge zuständig. Entlastet und gedehnt wird sie in der Vorbeuge.

Die oberflächliche Frontallinie: Die Frontallinie verläuft von der Oberseite der Füße über die Vorderseite der Beine zum Bauch, rechts und links am Brustbein vorbei bis zu den Seiten des Halses und hoch zum seitlichen Schädelansatz. Sie ist ebenso für die aufrechte Haltung und Streckung der Wirbelsäule in der Vorbeuge zuständig. Entlastet und gedehnt wird sie in der Rückbeuge.

23 UTTANASANA – TADASANA – »DANGLING«

Vorbeuge – Bergposition

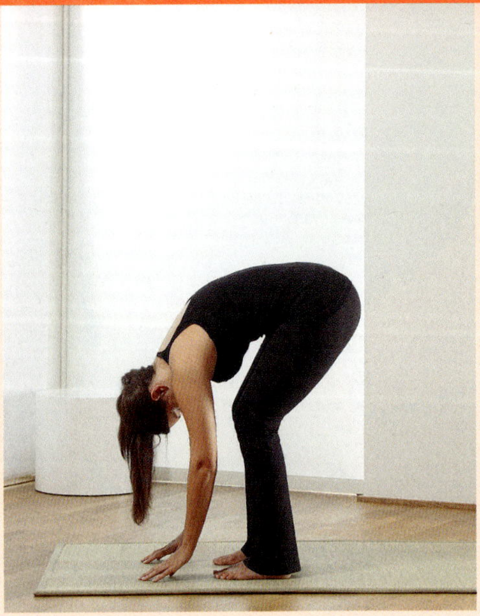

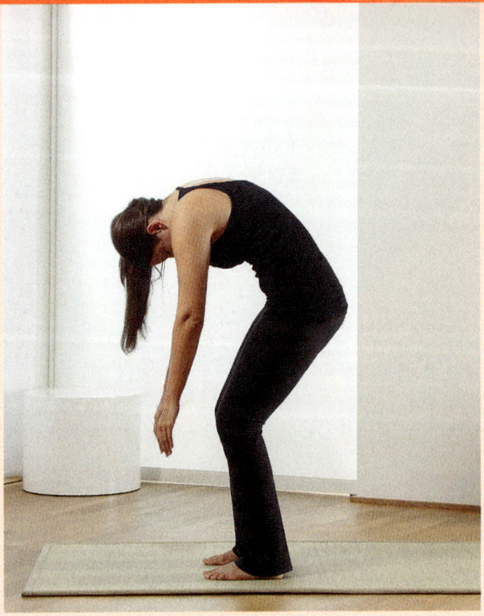

Komm mit gebeugten Knien in die Vorbeuge und lass deine Arme, deinen gesamten Schultergürtel, deinen Nacken, deinen Kopf einfach baumeln. Schlenkere mit deinen Armen hin und her und stelle dir vor, alle Anspannung könnte von dir abgleiten. Atme sanft und ruhig durch die Nase ein und verweile drei bis fünf Atemzüge. Bei diesem und bei den nächsten Schritten kannst du auch »bouncen«, also leicht federn.

Rolle dich dann eine Etage höher auf, schlenkere wieder ein wenig hin und her und entspanne deinen kompletten Oberkörper. Verweile ebenso drei bis fünf tiefe Atemzüge. Wiederhole das Aufrollen und verweile jeweils an der Stelle, an der du neben dem Loslassen im Oberkörper zudem noch eine wohltuende Dehnung in der Wirbelsäule verspürst.

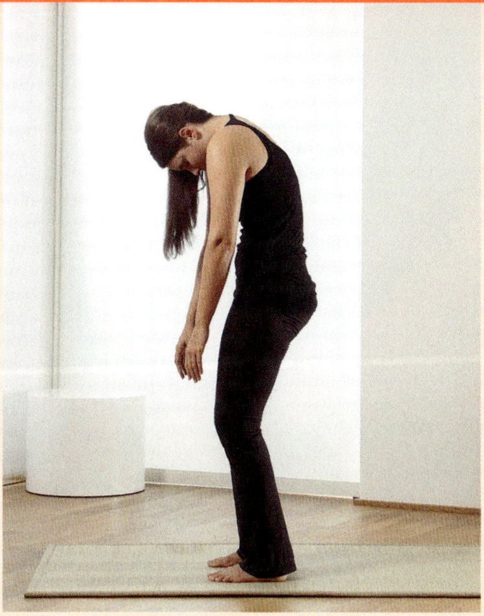

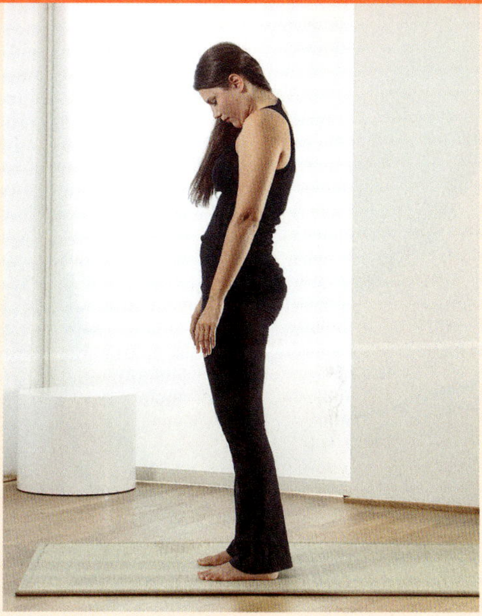

Wenn du die Dehnung der Nackenmuskulatur verstärken möchtest, dann verschränke die Hände wie auf Seite 33 am Hinterkopf und übe einen sanften Zug aus.

Übrigens …

… das ist die Gelegenheit, dich endlich mal »hängen zu lassen«! Was einfach aussieht, ist aber oft schwieriger, als du denkst. Oft fällt es schwer, alles loszulassen und nirgendwo im Oberkörper anzuspannen. Scanne deshalb aufmerksam immer wieder deinen Körper ab und entspanne alle Muskeln, die du nicht brauchst! Eine Wohltat für deine gesamte Schulter- und Nackenpartie. Und dein Rücken wird auch noch angenehm gedehnt.

24 UTTHAN PRISTHASANA

Eidechse

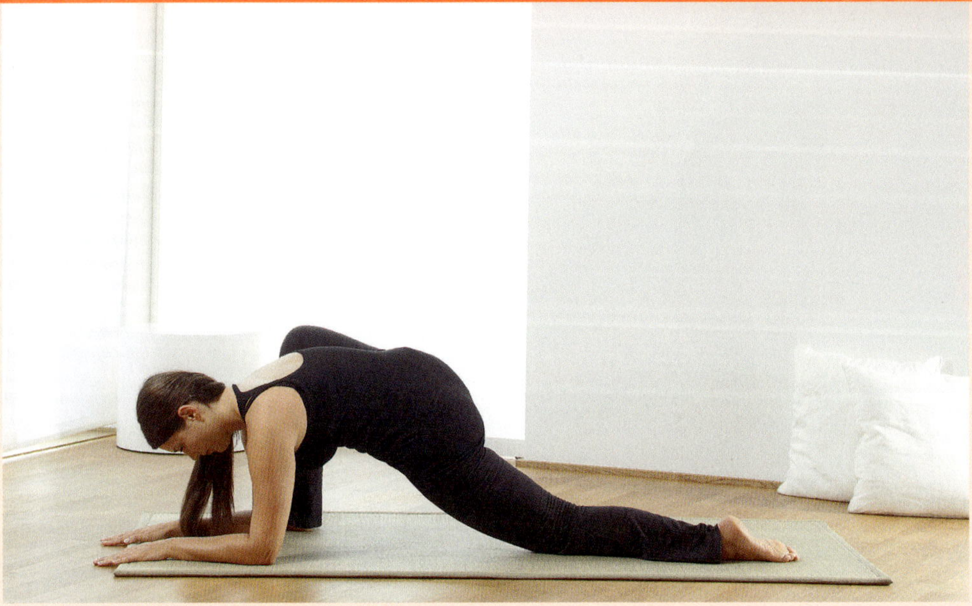

Setze dein rechtes Bein in einem weiten Ausfallschritt nach vorn und senke das linke Knie ab. Entspanne deine linke Lendenpartie und deinen linken Oberschenkel. Wandere mit deinem rechten Fuß zum Mattenrand und dreh die Zehen so nach außen auf, dass der Ballen auf der Matte bleibt, deine Zehen jedoch den Boden berühren. Richte dein rechtes Knie über die Zehen aus. Atme tief ein und sinke in der Ausatmung auf deine Ellbogen. Werde rund im Oberkörper, bis du eine angenehme Dehnung zwischen deinen Schulterblättern verspürst. Lass gern auch deinen Kopf hängen oder staple deine Fäuste übereinander, sodass du deine Stirn auf deinen Fäusten ablegen kannst. So kannst du das ganze Gewicht deines Kopfes abgeben und deine Nackenmuskulatur wohltuend entspannen. Gleichzeitig verspürst du auch noch eine intensive Dehnung in deiner Hüfte, was den Charakter des Loslassens in dieser Asana noch mehr unterstreicht.

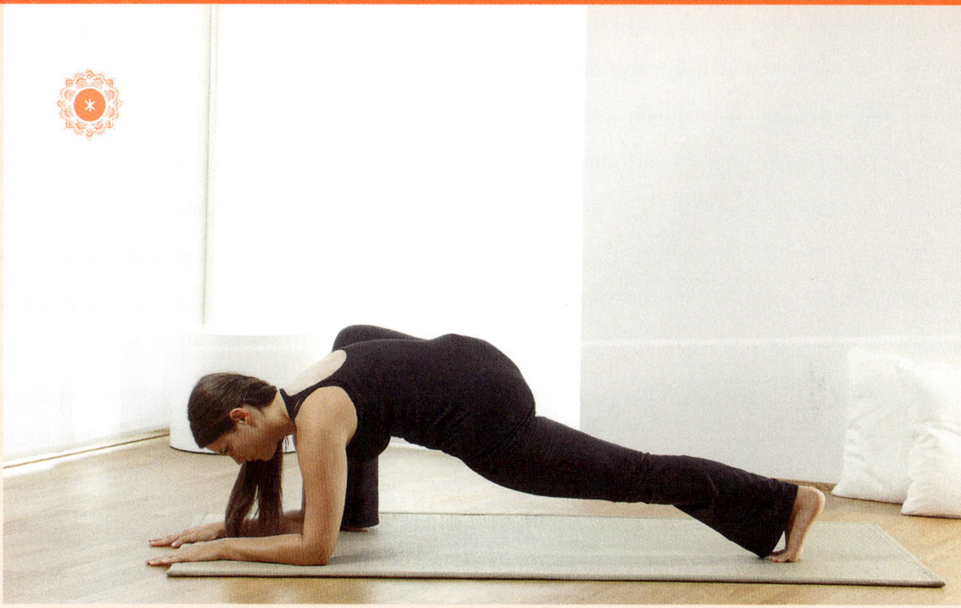

Verweile hier fünf bis sieben tiefe Atemzüge. Mach dann eine kleine Pause im Fersensitz, bevor du die Seiten wechselst.

Variante

Wenn du deine Beine eher stärken und aktiver üben möchtest, dann hebe das linke Knie ab.

Übrigens …

… du kannst dir natürlich auch ein Kissen oder Blöcke unter die Ellbogen legen, wenn du die Ellbogen noch nicht zum Boden absenken kannst.

25 VARASANA

Fersensitz mit Armvariationen

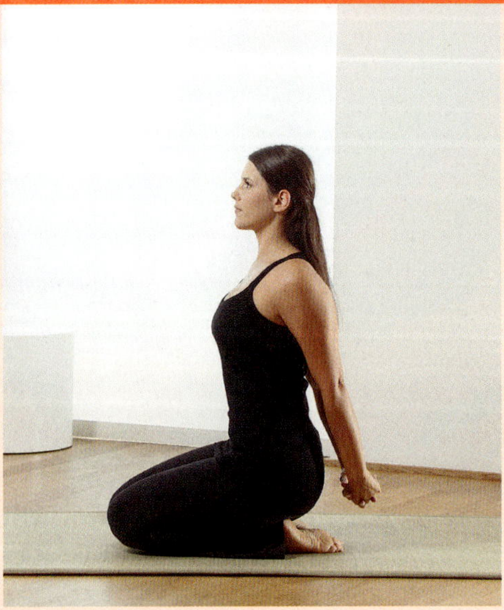

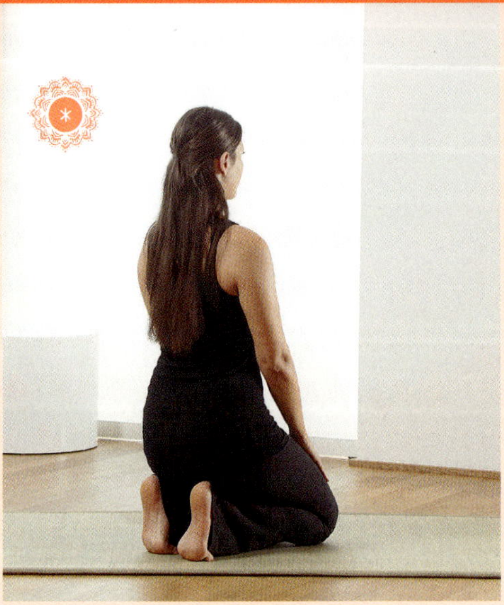

Komm in den Fersensitz mit aufgelegtem Fußspann. Deine Knie sollten nicht schmerzen. Falls sie dir doch wehtun, wähle einen Schneidersitz oder setze dich auf einen Hocker.

Verschränke die Hände hinter dem Rücken und spiele damit, die Arme zu heben und zu senken, um deinen Schultergürtel zu mobilisieren und Spannungen regelrecht rauszuwringen.

Variation

Wenn du gleichzeitig deinen Füßen, vor allem deiner Fußsohle, etwas Gutes tun möchtest, dann stelle die Zehen auf. Du verspürst eine intensive Dehnung an der Fußsohle, die dennoch angenehm bleiben sollte.

Übrigens …

… du kannst dir natürlich eine Decke flach unter den Fußspann legen, wenn du dort Druckschmerzen verspürst. Oder du legst dir eine Decke zwischen Po und Füße, um dir den Sitz angenehmer zu gestalten.

26 ANAHATA ASANA
Herzposition

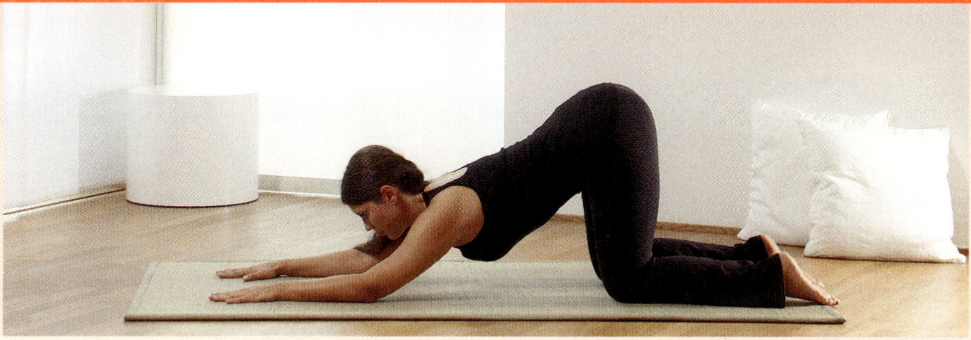

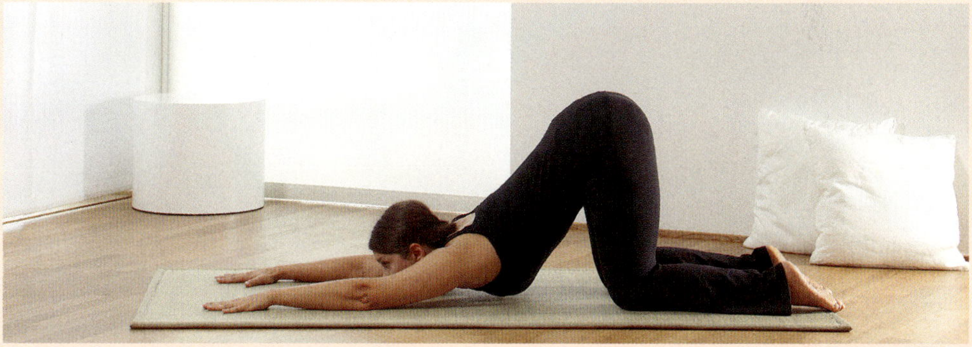

Komm in einen Vierfußstand und wandere in der Einatmung mit deinen Händen so weit nach vorn, bis deine Hüfte über deinen Knien steht. Strecke deine Arme weit nach vorn aus und lass dein Brustbein in der Ausatmung Richtung Boden sinken. Wenn es dir möglich ist, lege dein Kinn und deine Brust am Boden ab. Schiebe dein Steißbein und deine Sitzhöcker etwas mehr nach oben und lass dich in den Schultern etwas tiefer sinken, sodass die Schultermuskulatur entspannen kann und du Weite in den Achselhöhlen kreierst. Deine Oberschenkel bleiben gerade aufgerichtet, und dein Po zeigt nach oben.

Übrigens …

… wenn du deine Brust und dein Kinn noch nicht absetzen kannst oder du dadurch zu viel Spannung im Nacken aufbaust, führe einfach deine Stirn zum Boden.

27 MATSYASANA
Fisch (dynamisch)

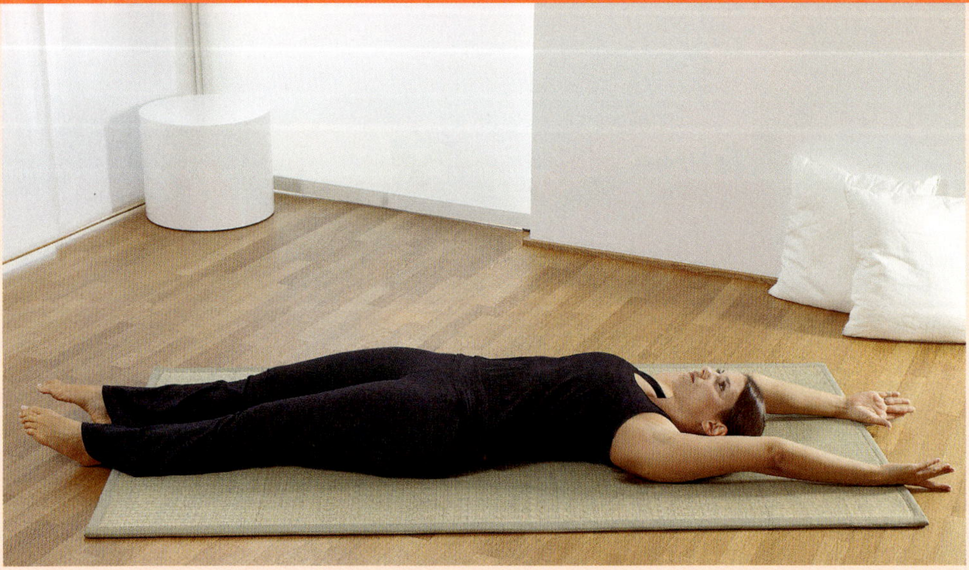

Komm in die Rückenlage und strecke die Arme nach hinten aus. Atme tief ein und nimm deine Arme nach vorn. Setze in der Ausatmung deine Ellbogen eng an den Rippen auf, sodass deine Fingerspitzen gen Decke zeigen. Gib gleichzeitig etwas Druck in die Ellbogen und in den Hinterkopf. Atme tief ein und hebe dein Brustbein Richtung Kinn und dein Kinn Richtung Brustbein. Dadurch wird deine Nackenmuskulatur schön lang gezogen und gedehnt. Atme tief aus und aktiviere deine Bauchmuskulatur, indem du den Bauchnabel nach innen und oben ziehst. So vermeidest du ein Hohlkreuz. Behalte den Druck in den Ellbogen und am Hinterkopf bei. Atme tief ein und hebe nochmals dein Brustbein. Bei der nächsten Ausatmung lässt du deinen Oberkörper sinken und führst die Arme wieder hinter den Kopf.

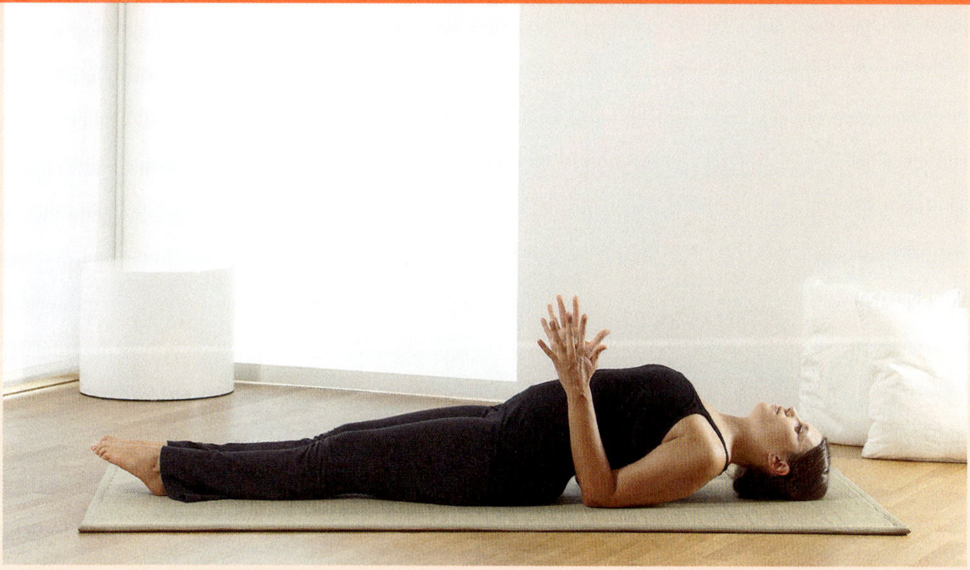

Wiederhole diese Minisequenz dynamisch drei- bis fünfmal. Bleibe dann in Rückenlage ein paar Momente liegen und spüre der Asana nach.

FLOW

23.–27.

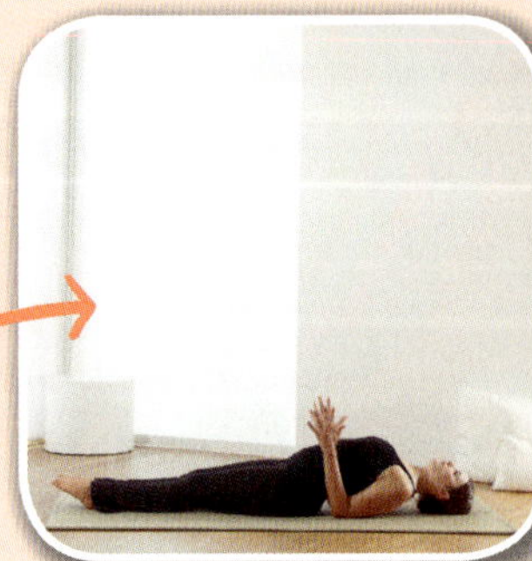

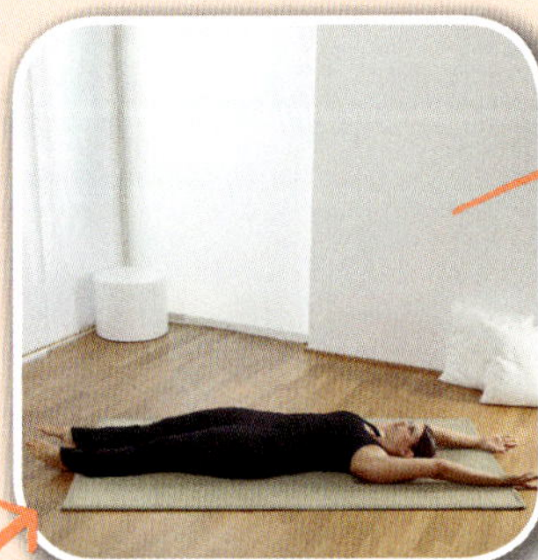

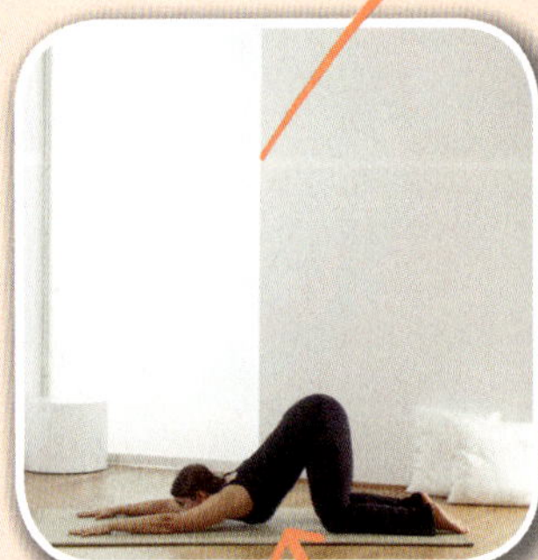

Diese Sequenz dehnt deine Schulter- und Nackenmuskulatur und verschafft dir Linderung bei Verspannungen und Schmerzen. Sie wirkt zudem entspannend und lässt regelrecht alle Last von deinen Schultern gleiten. Dadurch ist sie besonders für abends geeignet.

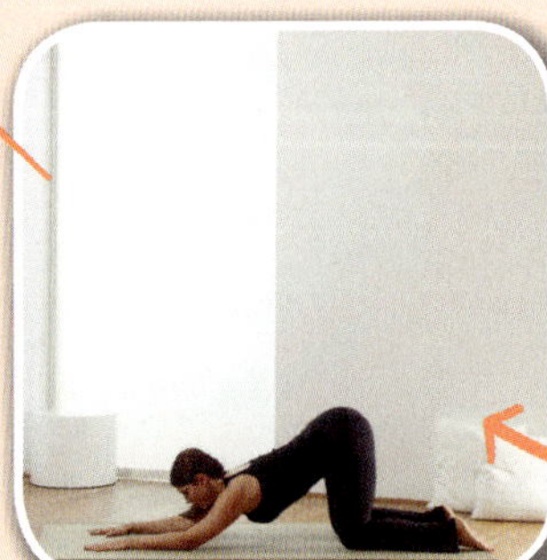

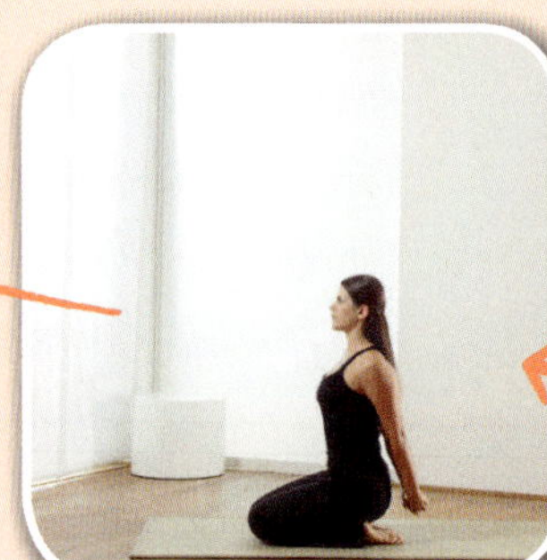

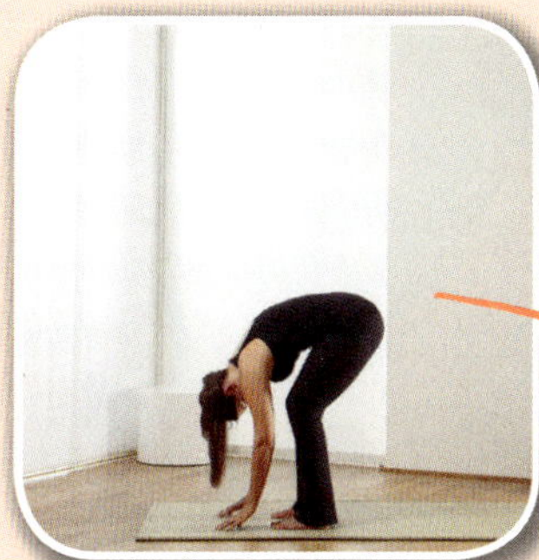

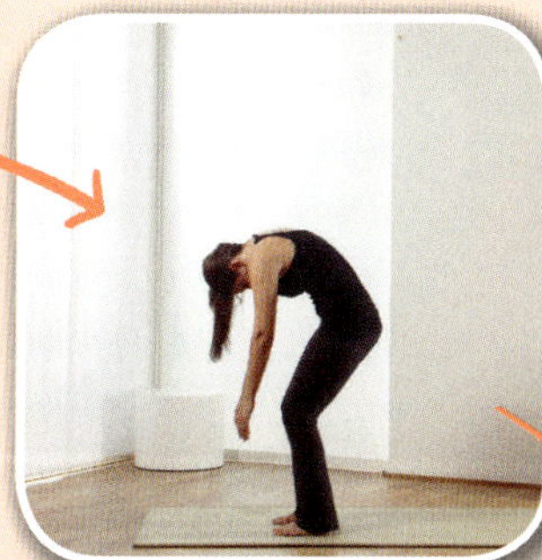

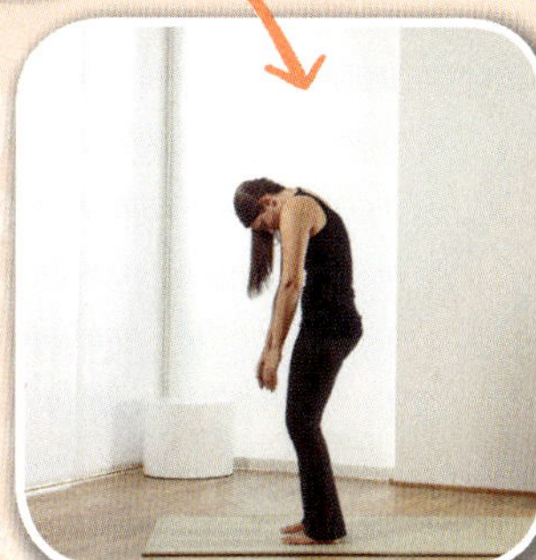

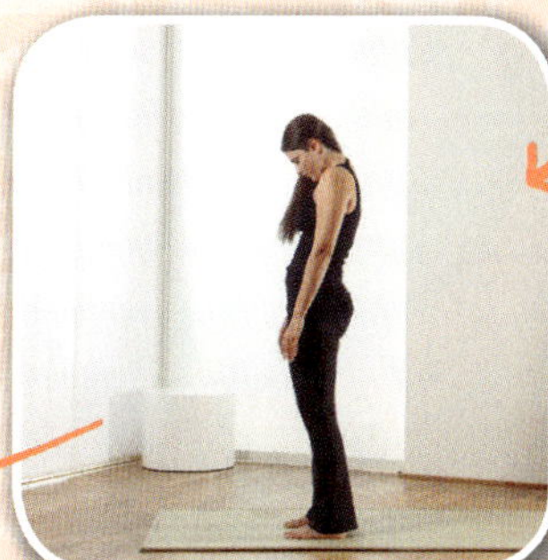

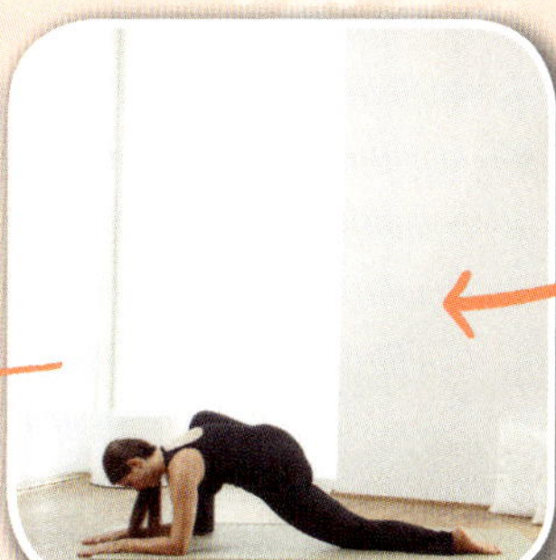

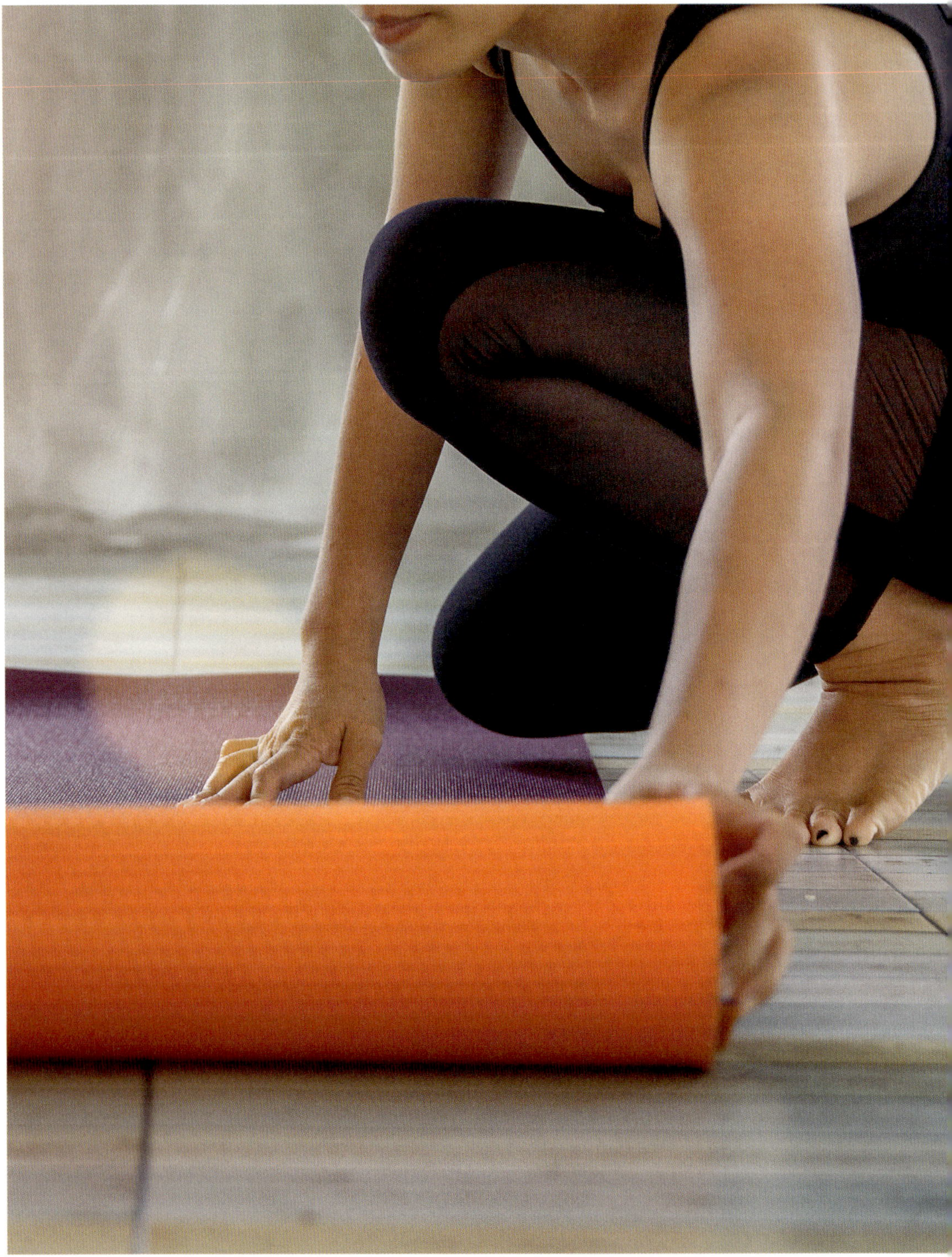

Sequenz für Experimentierfreudige

Bei der »Sequenz für Experimentierfreudige« handelt es sich um fortgeschrittenere Übungen, an die du dich Schritt für Schritt herantasten kannst, wenn du etwas Abwechslung oder Herausforderung möchtest. Sie bedürfen bereits einer gewissen Geschmeidigkeit im Schulter- und Nackenbereich.

Die Ursachen für deine Verspannungen und Beschwerden in Schulter und Nacken können mannigfaltig sein. Mitunter sind besondere anatomische Veranlagungen oder einseitige Belastungen der Grund. Meistens jedoch ist wie gesagt eine Fehlhaltung oder das Verharren in einer Haltung maßgeblich verantwortlich. Mit anderen Worten: dein Alltag! Durch Dehnen kannst du deinen Verspannungen in vielen Fällen beikommen und auch vorbeugen, denn es verbessert deutlich deine Beweglichkeit und bringt dir Erleichterung. Die Ursache der Verspannung wird durch Dehnung jedoch nicht behoben. Verspannungen in der Muskulatur oder in den Faszienketten (siehe Seite 95) sind ein Schutzmechanismus deines Körpers. Damit macht er dich darauf aufmerksam, dass irgendetwas nicht stimmt. Wenn du die Ursache nicht änderst (oder zumindest in deinem Alltag berücksichtigst, wenn du sie nicht ändern kannst), werden sich die Verspannungen immer wieder einstellen. Wenn sich deine Verspannungen auch nach regelmäßigem Dehnen nicht spürbar bessern, könnte es zum Beispiel daran liegen, dass ein Muskel die Aufgabe eines anderen übernimmt und dadurch unter Dauerspannung steht. Dann ist es sinnvoll, die Ursache dafür mit einem Arzt oder Osteopathen zu erforschen.

28 NATARANJASANA

Tänzer

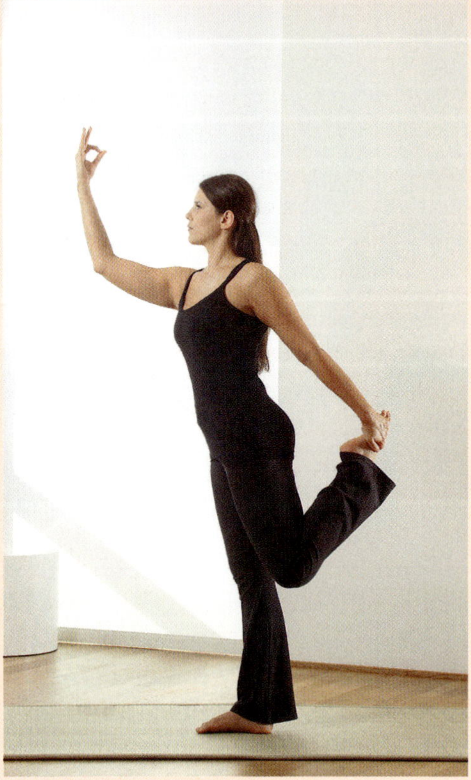

Finde einen festen Stand in deinem rechten Bein und verteile dein Gewicht gleichmäßig, indem du deinen Großzeh- und Kleinzehballen und die Ferse gleichzeitig fest in den Boden presst (Drei-Punkt-Stand). Hebe das linke Bein gebeugt an und greife mit der linken Hand von außen dein Fußgelenk. Greife zunächst deinen Fuß, ohne das Bein hochzuziehen, und konzentriere dich auf deinen stabilen Stand.

Zieh dich in der Einatmung aus dem oberen Rücken weiter nach oben, öffne die Brust und zieh das Brustbein gleichfalls hoch, während du dich sanft nach hinten beugst.
Presse in der Ausatmung deinen linken Fuß in deine linke Hand und zieh das Bein in die Höhe, als wolltest du es strecken. Beuge dich dabei leicht nach vorn und strecke den rechten Arm nach vorn aus. Behalte die Rückbeuge in den Brustwirbeln bei und zieh deinen Bauchnabel leicht nach innen und oben, um deinen Rücken mit deiner Bauchmuskulatur zu stabilisieren. Durch den Druck in den Fuß verspürst du eine schöne Brustöffnung und Dehnung deiner Brustmuskulatur. Dein Oberkörper ist so weit wie möglich nach vorn ausgerichtet. Dein Nacken bleibt schön lang, dein Blick geht nach vorn.

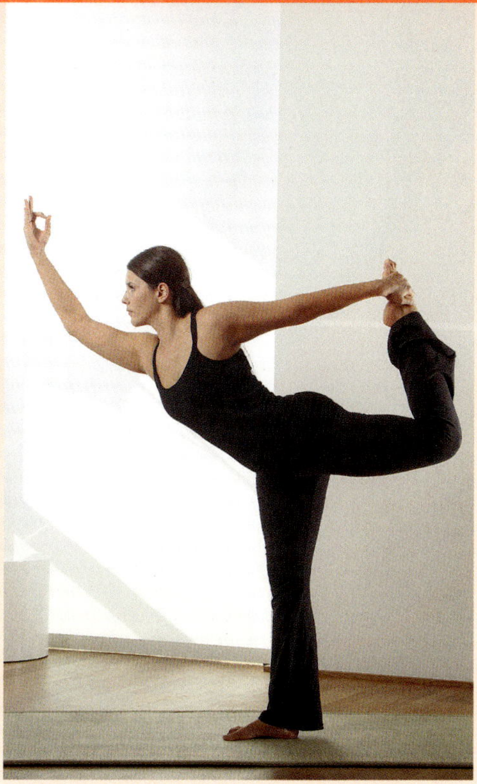

Verweile drei bis fünf Atemzüge und komm in der Ausatmung aus der Asana heraus. Mach eine kurze Pause, schüttle deine Beine aus und übe dann die andere Seite.

Übrigens …

… wenn du den Fuß auf der Innenseite deines Fußes fasst, verstärkst du die Außenrotation in der Schulter und damit die Dehnung deiner Brustmuskulatur. Eine wahre Wonne! Wenn dir die Übung im Stehen zu anstrengend ist, kannst du sie auch auf der Seite liegend ausüben.

29 GARUDASANA
Adler

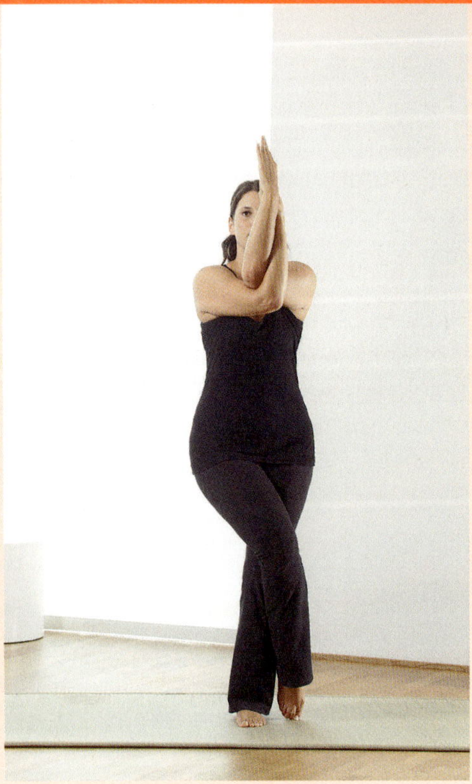

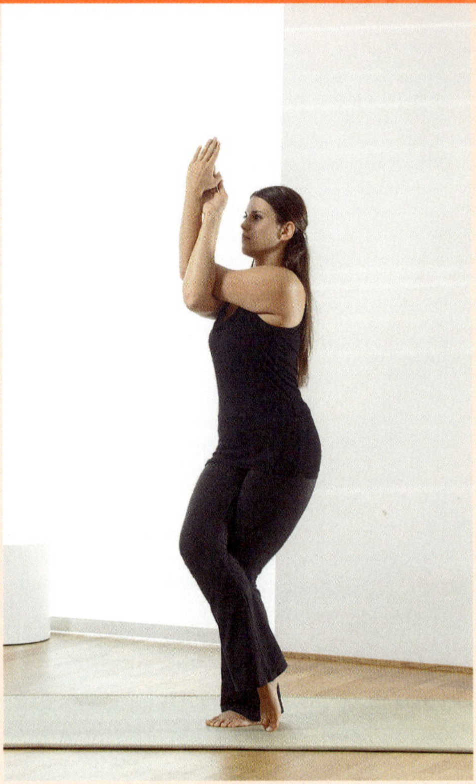

Finde einen stabilen Stand in deinem linken Bein und belaste den ganzen Fuß (siehe auch Drei-Punkt-Stand auf Seite 108). Beuge dein rechtes Bein leicht und »wickle« es um das andere Bein, indem du den rechten Oberschenkel auf den linken auflegst und die Knie möglichst auf eine Höhe bringst. Stütze deine rechten Zehen auf dem Boden ab, sodass du eine bessere Balance hast.

Richte deinen Oberkörper auf und lege den linken Arm in die Ellbogenbeuge des rechten Arms. »Wickle« die Arme so umeinander, dass du die Handflächen aufeinanderlegen kannst und deine Daumen zum Gesicht zeigen.

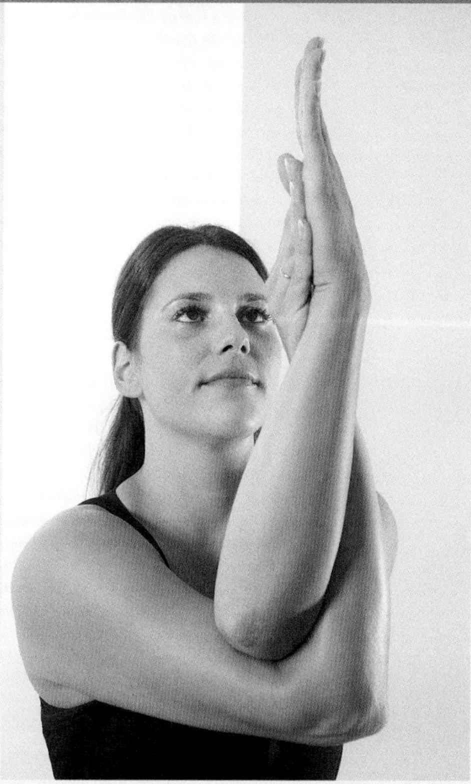

Übrigens …

… solltest du die Handinnenflächen noch nicht aufeinanderlegen können, dann lege einfach die Handrücken zueinander. Wenn deine Handgelenke dann immer noch abknicken, löst du die Verknotung der Arme und legst einfach die Ellbogen und die Handinnenflächen aneinander. Wenn deine Muskulatur sehr verspannt ist, kannst du hier eine schöne Dehnung spüren. Auch diese Übung kannst du entspannter in der Rückenlage auf dem Boden üben.

Verlängere dich in der Einatmung über die Krone des Kopfes nach oben und presse gleichzeitig mit deinen Füßen fest in den Boden. Halte in der Ausatmung die Länge in der Wirbelsäule. Werde etwas rund im oberen Rücken, um die Dehnung deiner Muskulatur zwischen den Schulterblättern sowie an den Außenseiten der Schultern und Oberarme zu vertiefen.

30 SHANTI VIRABHADRASANA

Friedvoller Krieger

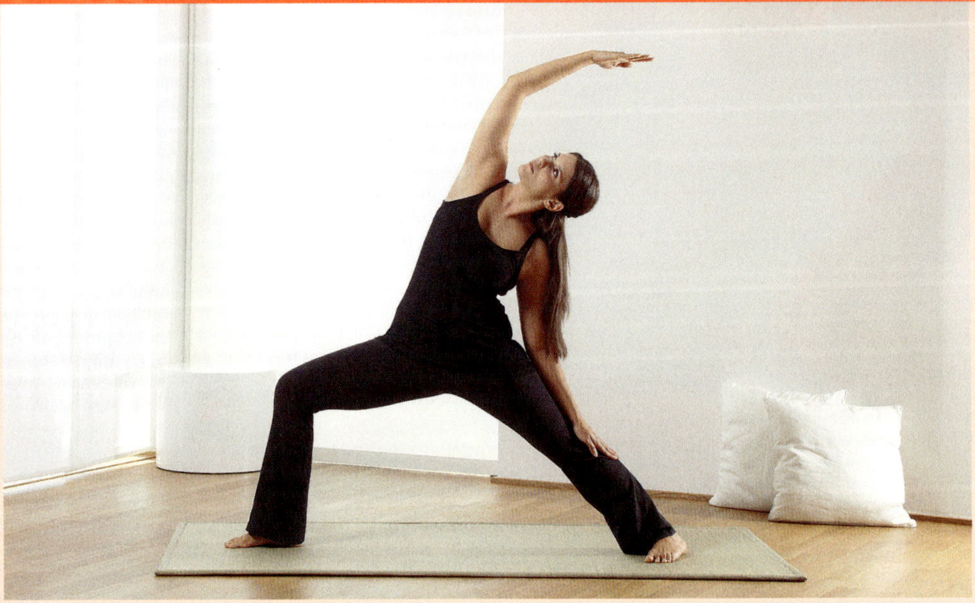

Komm in einen weiten Ausfallschritt mit dem rechten Fuß nach vorn und dreh den linken Fuß 90 Grad ein. Der rechte Fuß zeigt nach vorn. Strecke das linke Bein, belaste die linke Fußaußenkante und dreh den Oberschenkel leicht nach außen. Beuge das rechte Bein in einen rechten Winkel, sodass das Schienbein senkrecht und der Oberschenkel parallel zum Boden ausgerichtet sind.

Zieh in der Einatmung deinen rechten Arm nun diagonal nach hinten, sodass du eine angenehme Streckung deiner rechten Flanke erfährst.

Strecke dich bis in die rechten Fingerspitzen, achte aber darauf, dass du den Arm zurück ins Schultergelenk und die rechte Schulter weg von den Ohren ziehst. Lass in der Ausatmung deine linke Hand am linken Bein nach unten gleiten und entspanne deinen gesamten Schultergürtel. Sinke dabei etwas tiefer in dein rechtes Knie. Wenn dein Nacken es zulässt, drehst du den Kopf um die Achse deiner Halswirbelsäule und schaust in Richtung rechte Hand.

Verweile drei bis fünf Atemzüge, mach eine kurze Pause und übe dann die andere Seite.

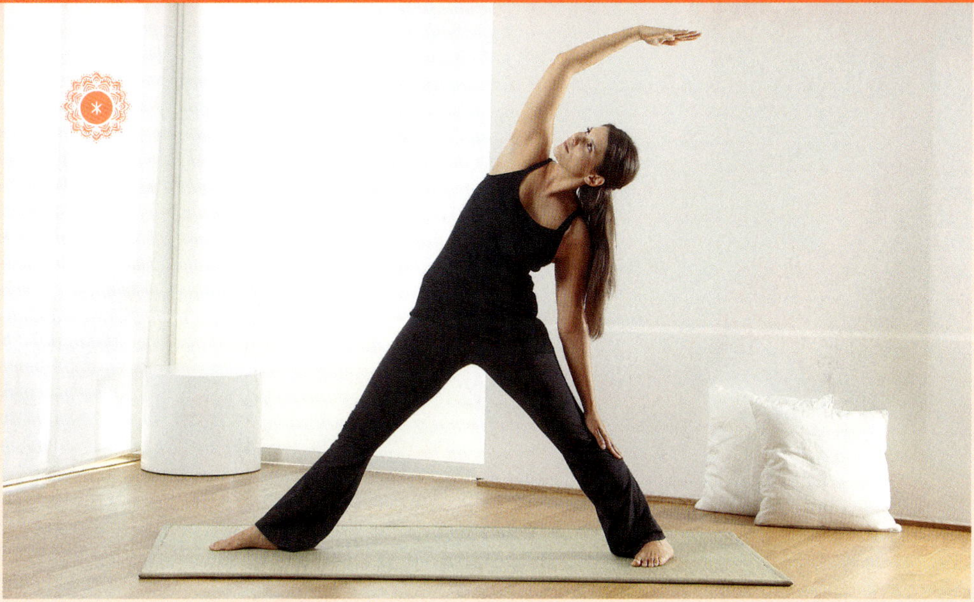

Variante

Wenn du das rechte Bein streckst, ist es vielleicht einfacher, den Zug entlang der kompletten rechten Seite zu spüren, von den Zehenspitzen bis zu den Fingerspitzen. Der Schultergürtel bleibt weiterhin entspannt.

Übrigens ...

... du kannst die beiden Varianten natürlich auch dynamisch kombinieren. In der Einatmung streckst du das rechte Bein und ziehst dich über die Fingerspitzen diagonal in die Länge, in der Ausatmung beugst du das rechte Bein, sinkst etwas tiefer in das rechte Knie und lässt deine linke Hand tiefer am linken Bein nach unten gleiten.

31 (BADDHA) PARSHVA KONASANA

(Gebundener) Seitwinkel

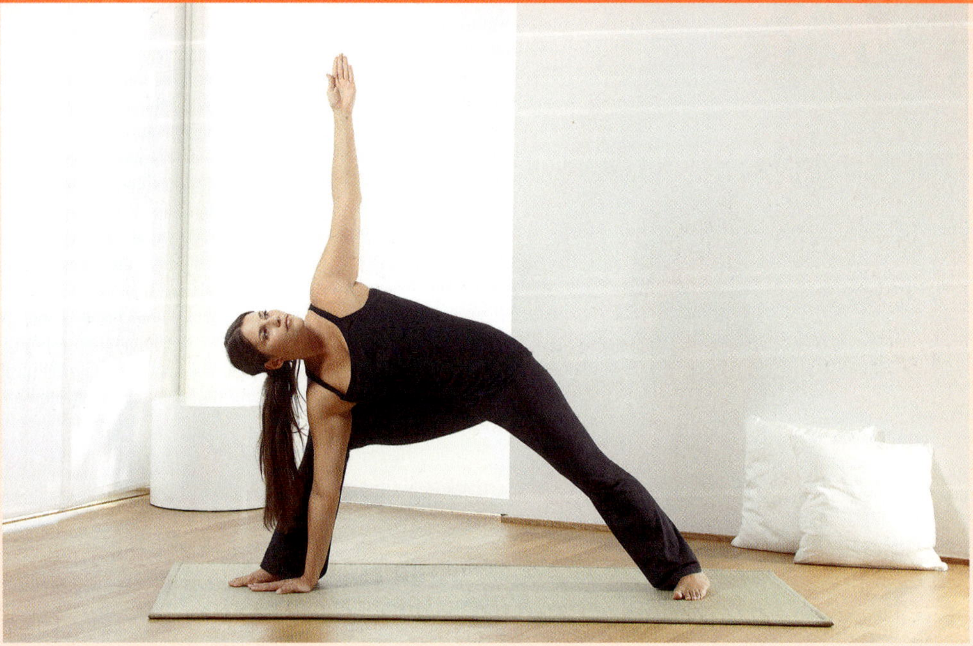

Komm mit dem rechten Fuß in einem weiten Ausfallschritt nach vorn und dreh den linken Fuß 90 Grad ein. Der rechte Fuß zeigt nach vorn. Strecke das linke Bein, belaste die linke Fußaußenkante und dreh den Oberschenkel leicht nach außen. Beuge das rechte Bein in einen rechten Winkel, sodass das Schienbein senkrecht und der Oberschenkel parallel zum Boden ausgerichtet sind. Setze die rechte Hand an der Innenseite deines rechten Fußes auf den Boden. Drücke sanft mit dem Oberarm gegen das rechte Knie. Strecke den linken Arm gerade zur Decke aus, sodass von deiner rechten Hand über den Schultergürtel zur linken Hand eine Linie entsteht. Zieh dich mit der linken Hand energetisch nach oben. Dein Gewicht ist gleichmäßig auf beide Füße verteilt. Deine Hüfte ist geöffnet, sodass die linke Hüfte über der rechten ausgerichtet ist. Verweile drei bis fünf Atemzüge und wechsle dann die Seite.

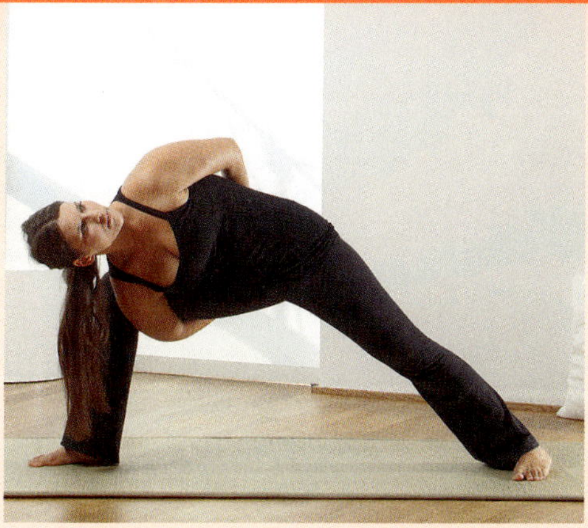

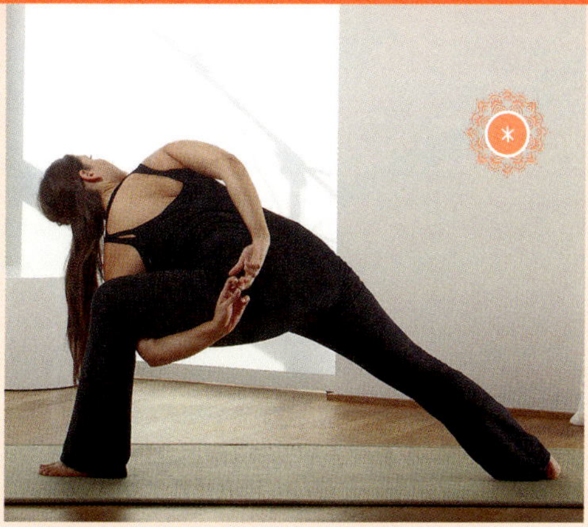

Wenn du weitergehen und den »Gebundenen Seitwinkel« üben möchtest, dann führe nun deinen rechten Arm unter deinen rechten gebeugten Oberschenkel und den linken Arm mit einer Innenrotation in der Schulter hinter deinen Rücken. Greife deine Finger oder, wenn möglich, das Handgelenk des rechten Arms. Strecke dich in der Einatmung über die Krone des Kopfes diagonal nach vorn und über deinen linken Fuß nach hinten. Öffne in der Ausatmung deinen Körper zur Seite und schiebe das Steißbein nach hinten Richtung linke Ferse.

Verweile drei bis fünf tiefe Atemzüge, löse die Asana achtsam auf und mach eine kurze Pause, bevor du die andere Seite übst.

Variante

Lass deine rechte Hand auf der Innenseite des rechten Fußes auf dem Boden und belaste die ganze Hand. Führe nun deinen linken Arm mit einer Innenrotation in der Schulter hinter den Rücken und lege die Hand auf dem gebeugten Oberschenkel ab.

Übrigens …

… die Dehnung deiner Schultermuskulatur in dieser Asana ist sehr intensiv! Bitte nur üben, wenn du fortgeschritten übst und keinerlei Probleme mit den Schultern hast! Nimm dir bei solch intensiven Asanas etwas mehr Zeit zum Nachspüren. Dein Blick kann nach oben gehen, wenn du keine Nackenprobleme hast. Integriere aber immer die Halswirbelsäule und dreh den Kopf um ihre Achse, ohne den Nacken abzuknicken.

32 MARICHIASANA A

Gebundene einbeinige Vorbeuge A (sitzend)

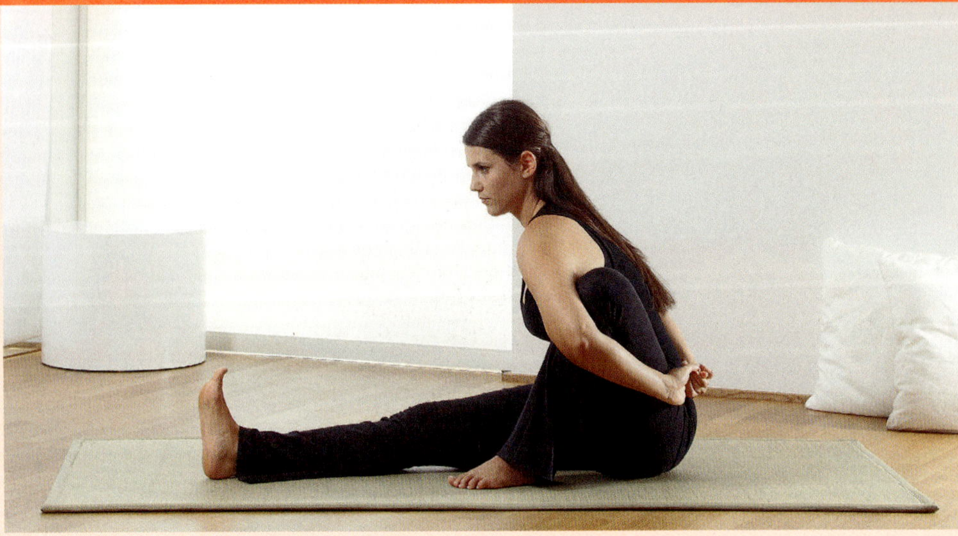

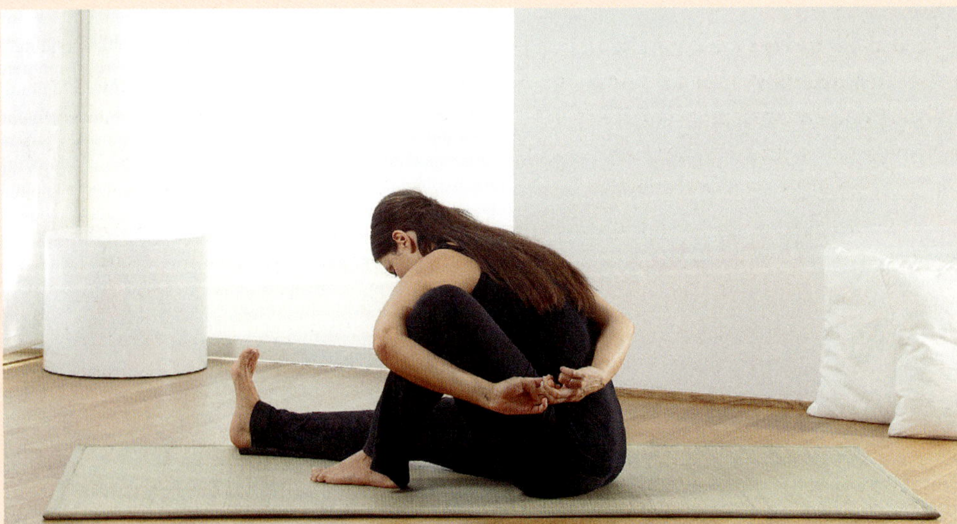

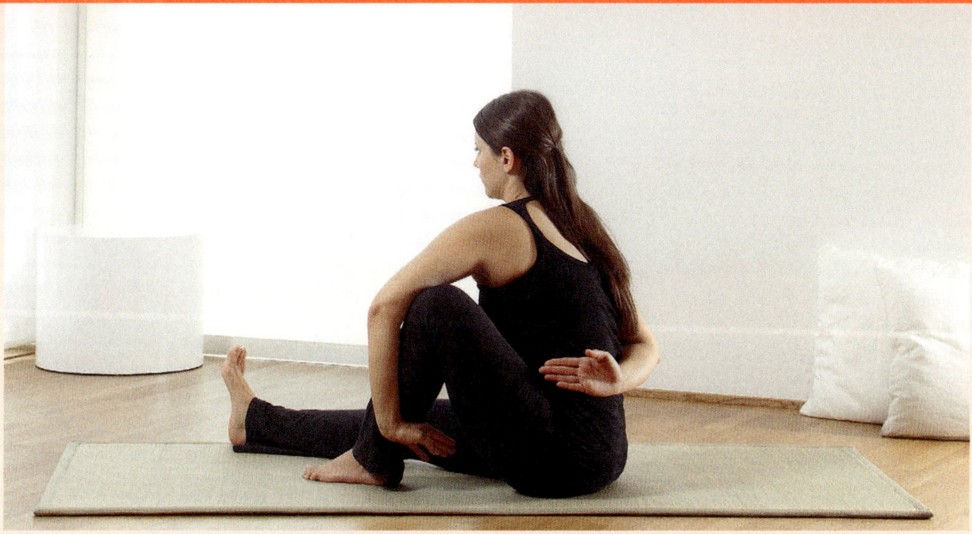

Setze dich aufrecht mit gestreckten Beinen auf den Boden. Winkle dein linkes Bein an, setze den Fuß ungefähr eine Handbreit entfernt neben deinen rechten Oberschenkel und so nah wie möglich an deinem Gesäß auf. Das rechte Bein ist angespannt, der rechte Fuß geflext. Strecke in der Einatmung deinen linken Arm nach vorn, zieh deinen Oberkörper dabei am linken Knie vorbei und ebenso lang wie möglich nach vorn. Dreh in der Ausatmung den linken Arm mit einer Innenrotation in der Schulter um dein linkes Knie. Zieh dich in der Einatmung nochmals in der Wirbelsäule lang. Dreh in der Ausatmung den rechten Arm ebenfalls mit einer Innenrotation hinter den Rücken und führe beide Hände zusammen. Beuge dich dabei aus der Hüfte mit geradem unteren Rücken, so gut es geht, nach vorn in Richtung rechtes Knie.

Übrigens …

… fake it till you make it! Wenn sich deine Hände hinter dem Rücken noch nicht finden können, dann tu so als ob. Oder benutze einen Gurt.

33 SUPTA VIRASANA

Liegender Held

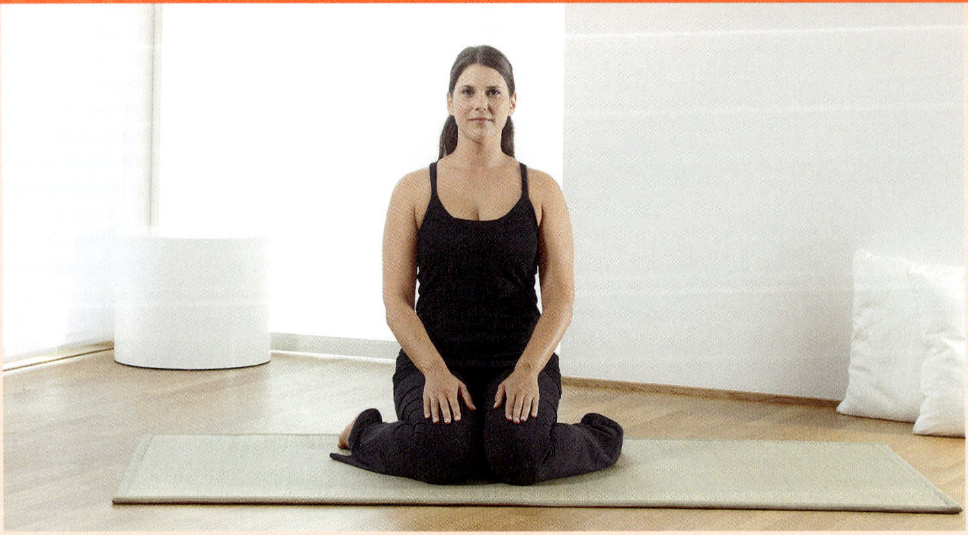

Komm in einen Kniestand und bring deine Füße etwas mehr als hüftweit auseinander. Lass ausreichend Platz, um dich zwischen deine Füße setzen zu können. Der Spann der Füße liegt auf, und die Füße liegen eng an den Hüften. Lass deine Gesäßknochen und die Hüften in den Boden sinken und halte die Knie, so gut es geht, zusammen, maximal hüftweit geöffnet. Richte deine Wirbelsäule gerade auf und verlängere dich in der Einatmung über die Krone deines Kopfes nach oben. Dein Rücken, insbesondere der untere, ist gerade. Senke dich in der Ausatmung auf deine Unterarme ab. Hebe nochmals kurz dein Becken und zieh deine Lendenwirbelsäule lang. Senke dein Becken wieder ab und hebe dein Brustbein Richtung Kinn. Öffne deinen Brustraum weit, sodass du eine angenehme Dehnung in der Brustmuskulatur verspürst. Schiebe dein Steißbein Richtung Knie und presse deine Oberschenkel sanft zueinander, damit die Knie nicht zu weit auseinandergehen.

Presse die Fußspanne in den Boden und verweile fünf bis sieben tiefe Atemzüge. Komm in der Einatmung aus der Asana heraus, entspanne deine Beine und spüre in der neutralen Rückenlage nach.

NO-GO: Bei Knieschmerzen übst du diese Asana bitte auf keinen Fall. Übe alternativ den Fisch von Seite 102/103.

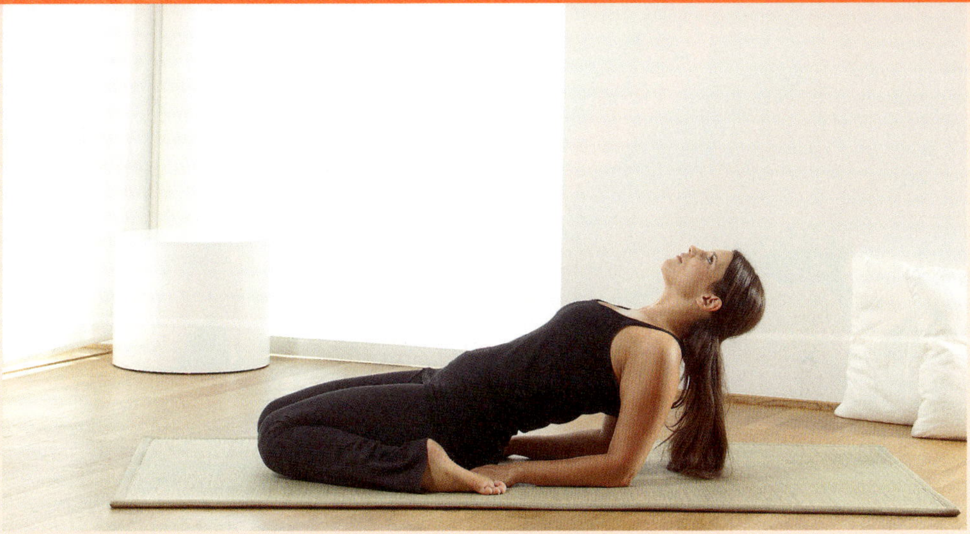

Variante

Wenn du deinen Po noch nicht zwischen deine Füße absenken kannst, dann setze dich auf einen oder zwei Blöcke. Senke dich dann maximal auf die Unterarme ab und verweile hier fünf bis sieben tiefe Atemzüge.

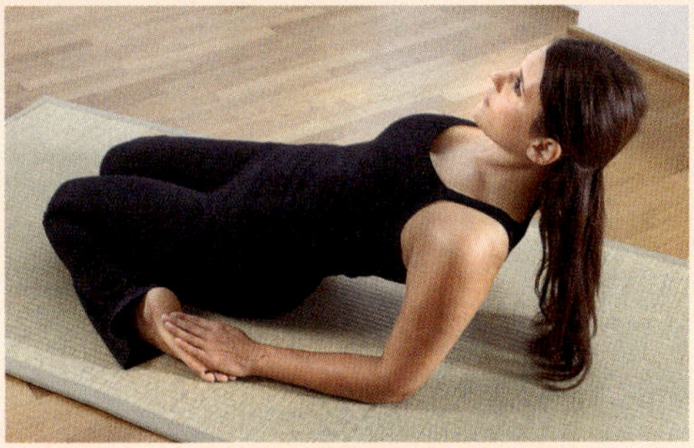

Übrigens …

… noch entspannender wird diese Asana, wenn du dir ein langes Kissen eine Handbreit hinter deinen Po legst und deine Wirbelsäule auf dem Kissen ablegst. Unterstütze gegebenenfalls deinen Kopf mit einem Block, falls der Kopf nicht mehr auf dem Kissen landet.

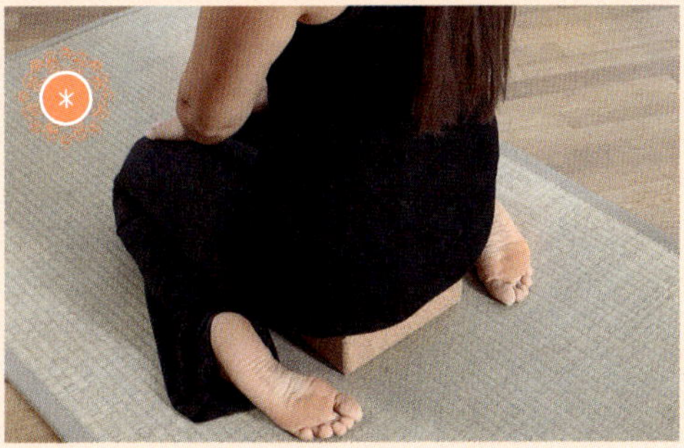

FLOW

28.–33.

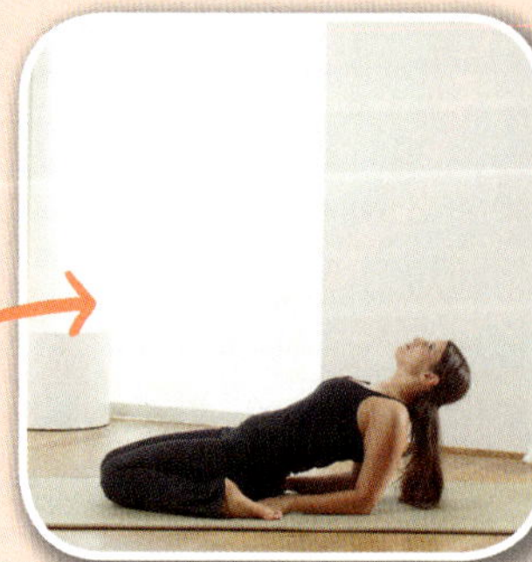

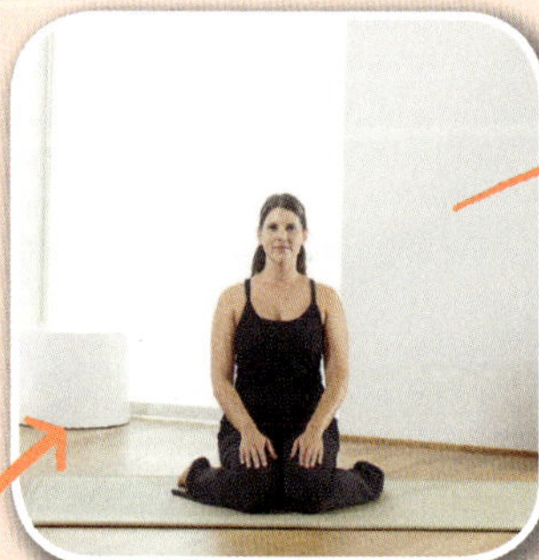

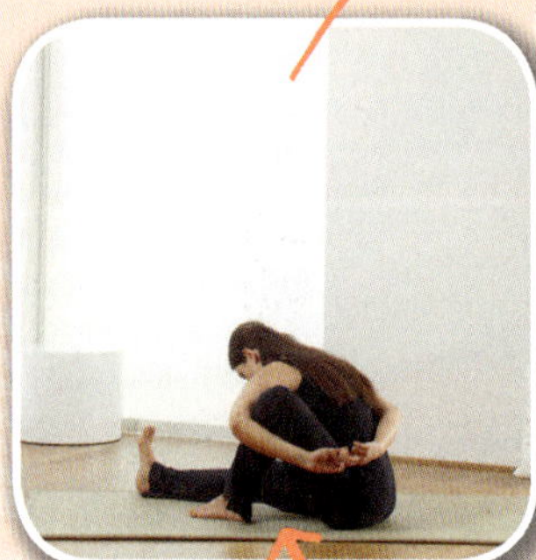

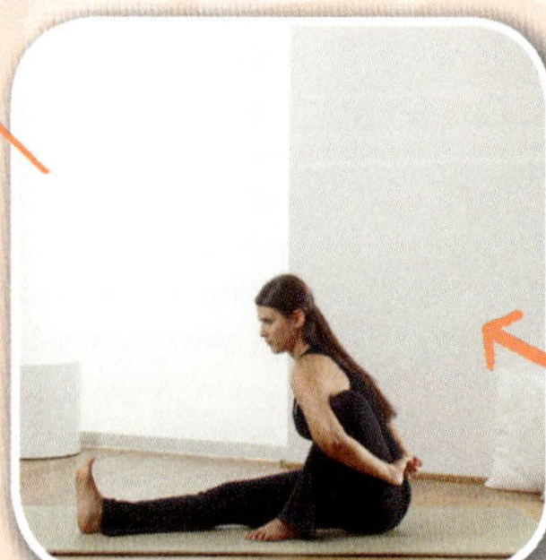

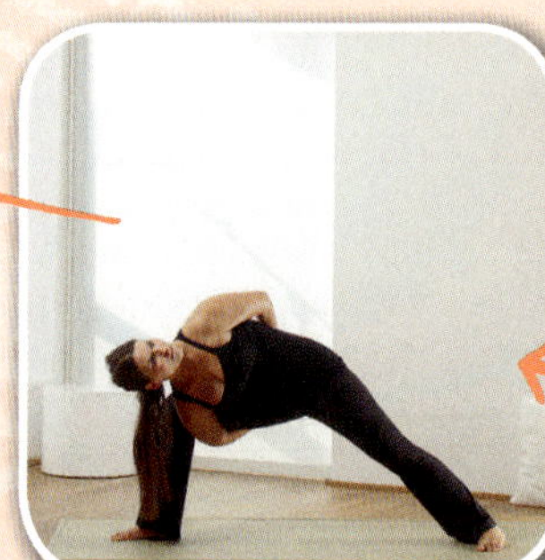

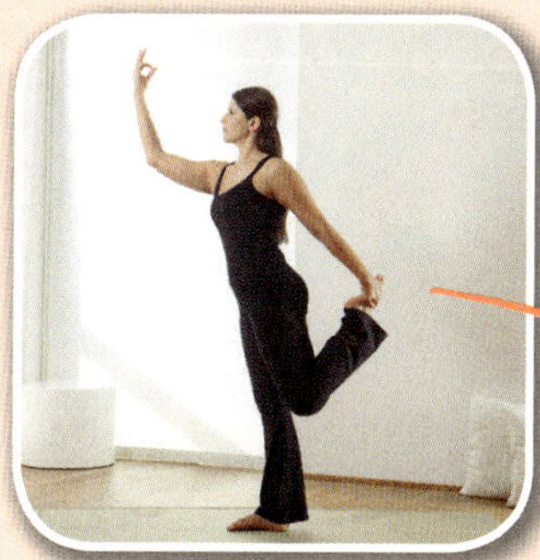

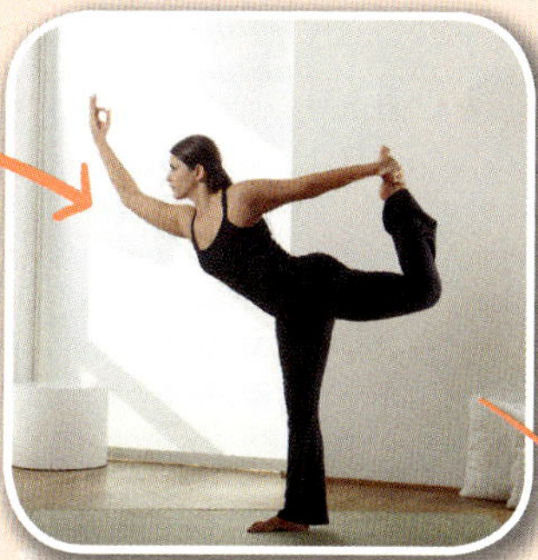

Diese Sequenz ist eher für fortgeschrittene Übende und dehnt intensiv deine Schulter- und Nackenmuskulatur und verschafft dir Linderung bei Verspannungen und Schmerzen. Sie wirkt zudem entspannend und lässt regelrecht alle Last von deinen Schultern gleiten. Dadurch ist sie besonders für abends geeignet. Nähere dich dennoch vorsichtig und sanft den intensiven Dehnungen und lass deinem Körper Zeit.

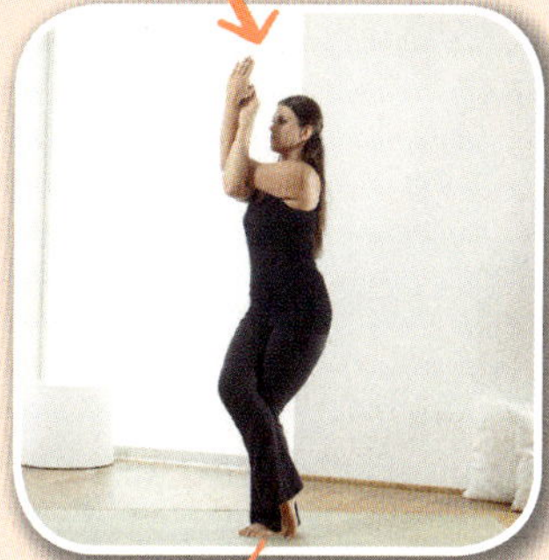

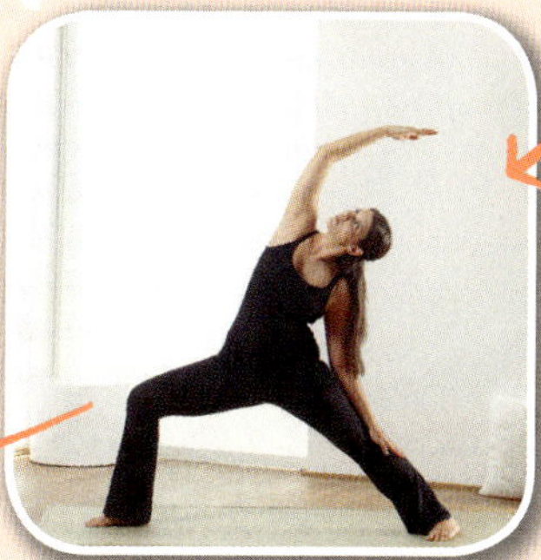

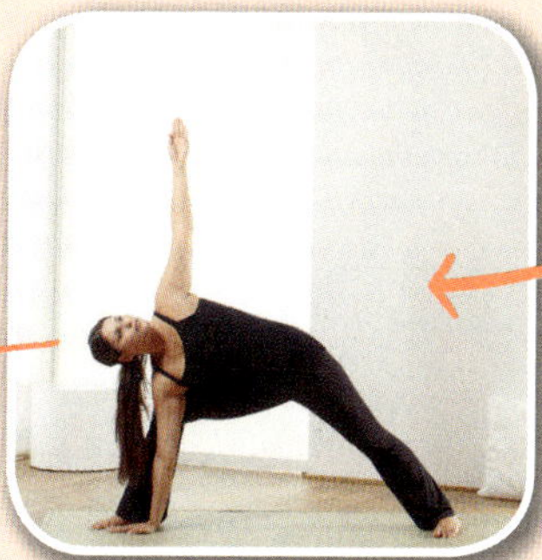

34 SHAVASANA
Die Totenposition

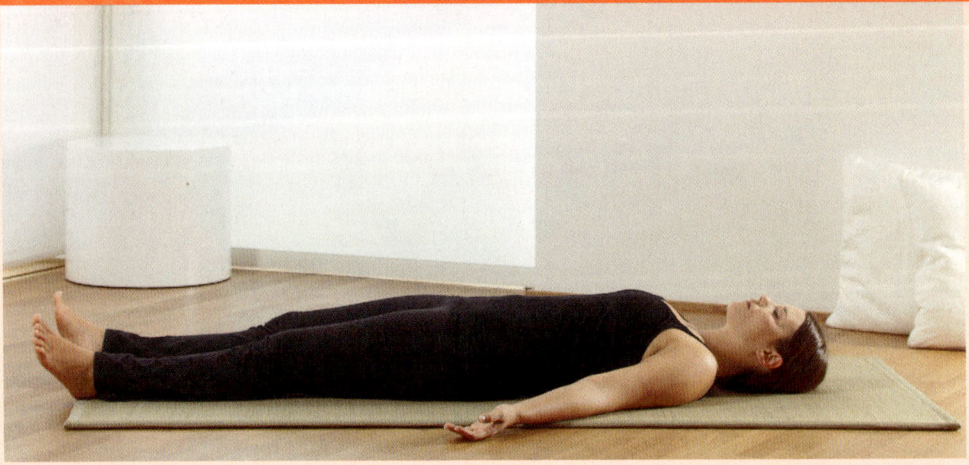

Egal wie lange du geübt hast, gönne dir am Schluss deiner Praxis immer eine Endentspannung, sei sie auch noch so kurz. Mit der Totenposition vervollständigst und vollendest du deine Yogapraxis. Du kannst alle Anspannung loslassen, sowohl die körperliche als auch die geistige und emotionale.

Zieh dir gegebenenfalls etwas Warmes an oder decke dich zu. Lege dich auf den Rücken und lass deinen gesamten Körper schwer werden. Öffne deine Handinnenflächen nach oben und lass deine Füße locker zu den Seiten fallen, sodass dein Schulter- und Beckengürtel entspannen können. Wenn du Spannungen im unteren Rücken verspürst, lege dir ein Kissen in die Kniekehlen. Nimm einen bewussten Atemzug und atme durch den Mund aus. Lass dann die Atmung ganz natürlich fließen. Du bleibst unbewegt mit geschlossenen Augen liegen, wanderst mit deiner Aufmerksamkeit durch deinen ganzen Körper. Entspanne dabei bewusst noch einmal jeden Körperteil, insbesondere deine Schulter- und Nackenpartie. Gedanken, die jetzt möglicherweise auftauchen – wie z. B. Dinge, die du gleich erledigen musst –, lassen dich gänzlich unberührt.

Übrigens …

… die Länge deiner Endentspannung sollte mindestens ein Zehntel deiner Praxis ausmachen. Übst du zehn Minuten, lege dich mindestens eine Minute in Shavasana. Länger geht natürlich immer. Auch ohne vorher großartig Asanas geübt zu haben – ausruhen kannst du selbstverständlich jederzeit.

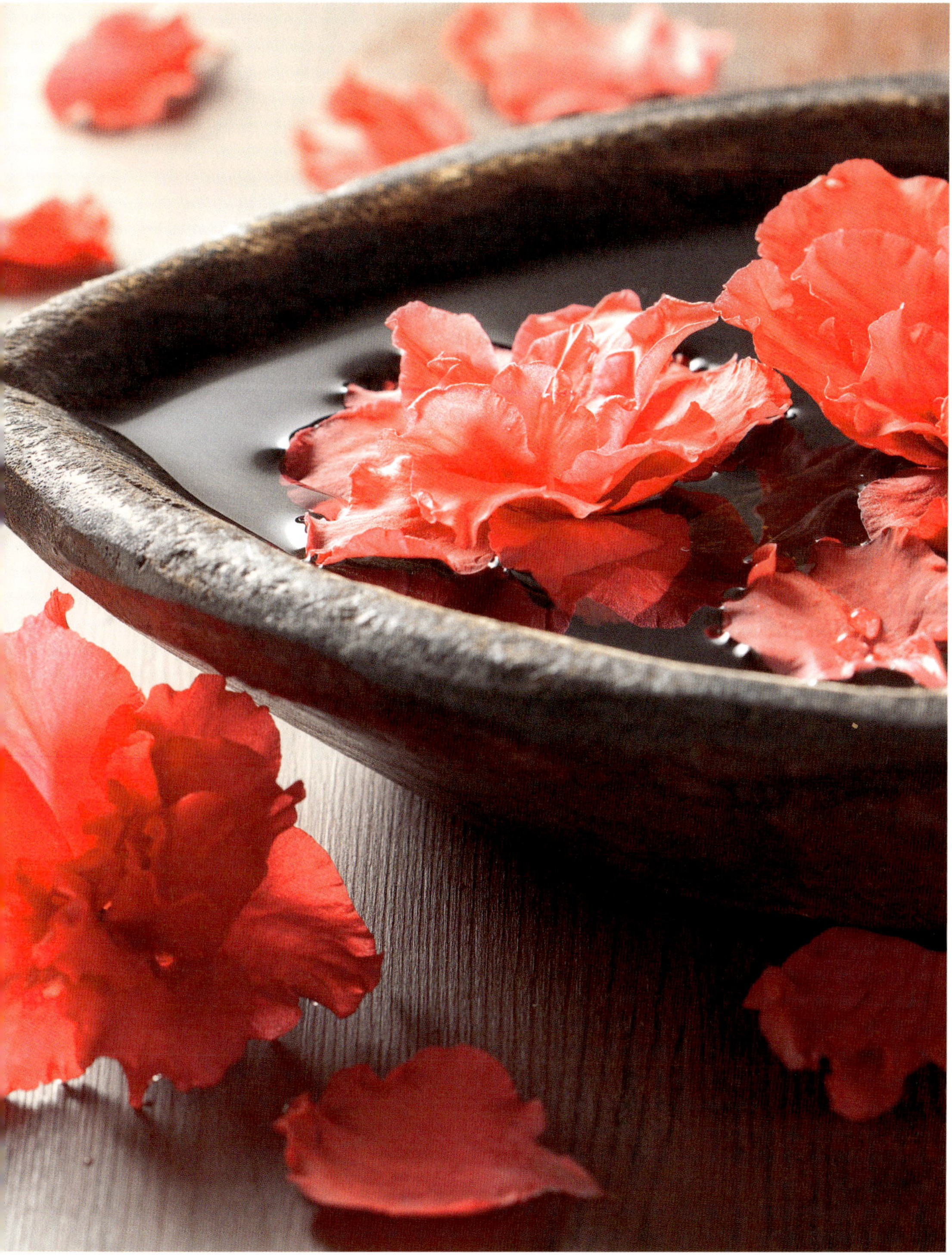

PRAXISTEIL 4

Übungssequenzen nach Belastung

BESONDERHEITEN

bei bestimmten Belastungen bzw. Symptomen

Schulterschmerz ist nicht gleich Schulterschmerz. Bei Schulterschmerzen unspezifischer Natur, die sich einfach nur mit Spannungsschmerzen in Schultern und Nacken zeigen, kannst du alle Übungen in dem Buch in dem Maße üben, wie sie für dich passen. Bei bestimmten Belastungen oder bestimmten Hintergründen ist jedoch mehr Vorsicht geboten. Deshalb ist es wichtig, dass du die Ursache deiner Schmerzen kennst (siehe auch Seite 8 ff.).

Bei akuten Schulterschmerzen aufgrund einer spezifischen Ursache wie zum Beispiel Verletzungen oder wenn du dir nicht sicher bist, ob deine Beschwerden auf eine Verletzung oder eine Grunderkrankung zurückgehen könnten, berätst du dich bitte mit deinem Arzt. Das gilt insbesondere bei plötzlichen, starken Schulterschmerzen.

Darüber hinaus gibt es noch eine ganze Reihe unbestimmter, verschleißabhängiger Beschwerden, die dich nicht vom Üben abhalten sollen, bei denen du aber einiges mehr beachten musst als bei einfach nur verspannter Muskulatur oder verklebten Faszien. Und diese Besonderheiten schauen wir uns in diesem Kapitel an.

Bei chronisch verspannter Muskulatur

Dumpfe bis ziehende Schulterschmerzen gehen meistens auf Muskelverspannungen zurück, die durch vorwiegend sitzende Tätigkeit und Bewegungsmangel begünstigt werden (siehe auch dazu Seiten 10–11 und 12–13).

Bei starken Beschwerden kräftigst du deine Muskulatur zunächst, bevor du in die Entspannung gehst, also besonders mit folgenden Übungen aus diesem Buch:

Aus Praxisteil 2 – die »Immer-gut-Sequenz«

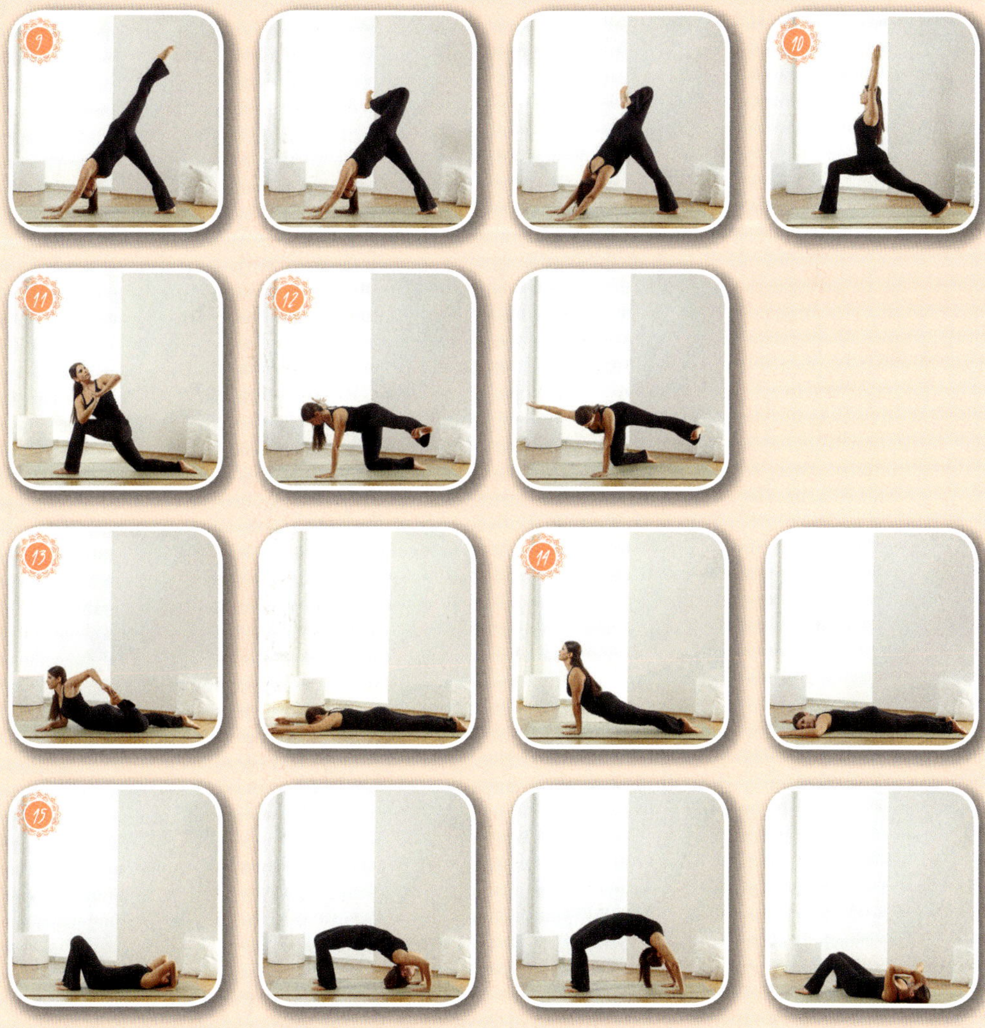

Aus Praxisteil 3 – die »Immer-gut-Sequenz«

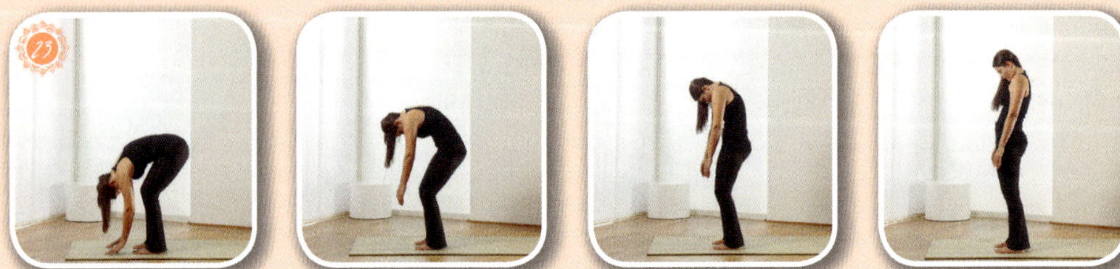

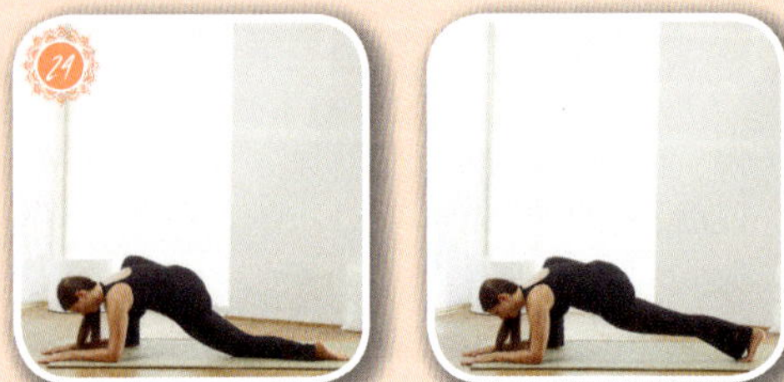

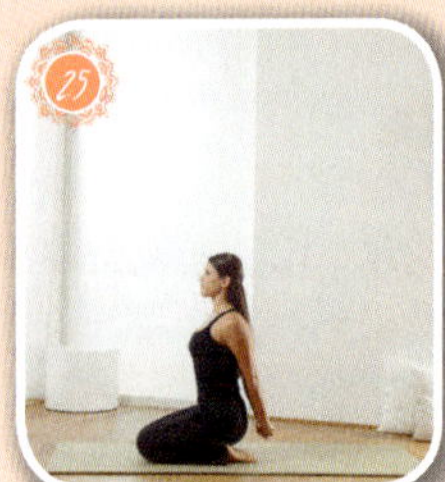

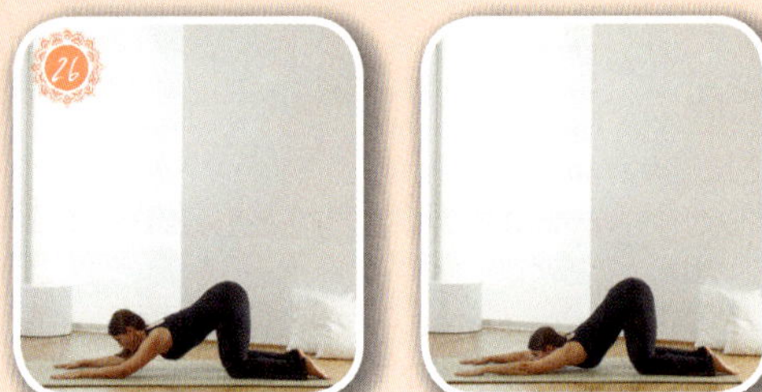

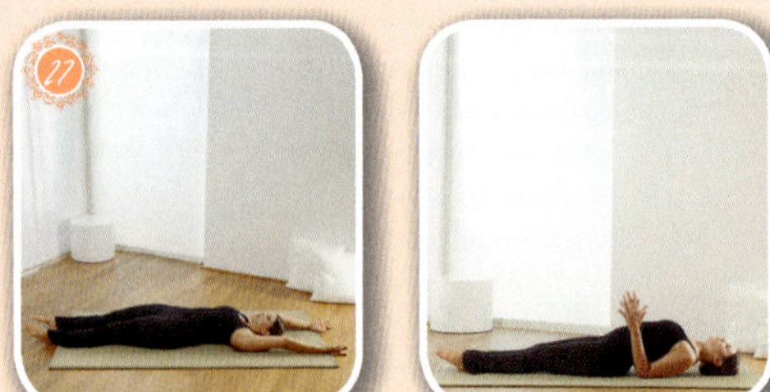

Immer wieder zwischendurch – Aus Praxisteil 1: Geniale Übungen zur Entspannung

Sukzessive, wenn du diese Sequenzen problemlos bewältigst, näherst du dich Schritt für Schritt den »Sequenzen für Experimentierfreudige«.

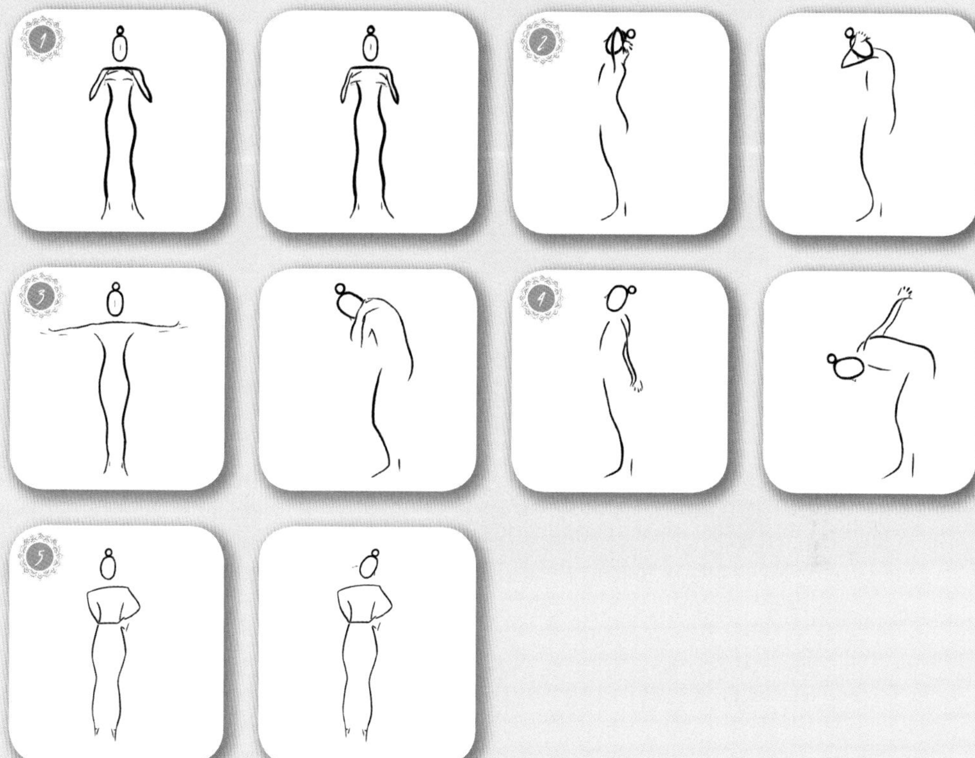

Das häufigste Phänomen, das im Zusammenhang mit Schulterschmerzen auftaucht, ist die sogenannte Frozen Shoulder, auch als Steife Schulter bekannt. Sie geht in der Regel auf eine Schultergelenksentzündung zurück, an der alle möglichen Strukturen beteiligt sein können: Muskeln, Sehnen, Knochen, Bänder, Schleimbeutel. Wenn keine Verletzung vorliegt, ist meist schlicht Abnutzung der Auslöser.

- **Schmerzhafter Bewegungsradius:** Regelrecht eingefroren, also versteift, fühlt sich eine Schulter an, wenn der Bewegungsradius sehr stark eingeschränkt bzw. schmerzhaft ist, insbesondere wenn du den Arm in einem Winkel von ca. 60 bis 120 Grad seitlich anhebst. Liegt der Arm am Körper an oder streckst du ihn gerade nach oben, hast du keine Schmerzen.

- **Impingement, die häufigste Ursache:** Das Einklemmen der Muskeln der Rotatorenmanschette zwischen Gelenkkopf und -pfanne ist besonders häufig (= Impingementsyndrom/Engpass-Syndrom). Dieser anatomische Engpass wird durch Stress und das damit verbundene häufige Hochziehen der Schulter übrigens noch enger. Die Frozen Shoulder kann eine Folge davon sein.

- **Kalkschulter, auch eine häufige Ursache:** Bei der sogenannten Kalkschulter, die durch Kalkeinlagerungen im Bereich der Sehnenansätze entsteht, kannst du den betroffenen Arm nicht über Schulterhöhe anheben. Die Frozen Shoulder kann auch eine Folge davon sein.

- **Vom Einfrieren zu Eingefroren:** Durch die starken Schmerzen im Schultergelenk, besonders nachts, entstehen Fehlhaltungen, die zum einen die Schulter komplett einfrieren, also steif werden lassen, und zum anderen weitere Beschwerden im Nacken und im Brustbereich mit sich bringen.

Was tun?

Auf jeden Fall einen Arzt konsultieren. Neben der vom Arzt vorgeschlagenen Behandlung, die voraussichtlich schmerzstillend und entzündungshemmend wirkt, kannst du ganz sanft in die Bewegung kommen. Am effektivsten kannst du einer Frozen Shoulder beikommen und vor allem vorbeugen, wenn du sie regelmäßig sanft und ohne Kraftaufwendung in alle Richtungen bewegst. Vor allem durch sanfte Innen- und Außenrotationen. Aus diesem Buch bieten sich hierfür besonders folgende Übungen an:

Aus Praxisteil 1: Geniale Übungen zur Mobilisierung. Schütteln, Schlenkern und Schwingen

Nur Geduld: Warum, weiß keiner so genau, aber manchmal klingt die Frozen Shoulder schon nach mehreren Wochen spontan wieder ab. Es kann allerdings auch einmal länger dauern, manchmal leider bis zu einem Jahr. Manche Ärzte und Therapeuten sagen: »Mit Behandlung dauert es zwölf Monate, ohne ein Jahr.« Also, Geduld und Sanftmut ist die Devise!

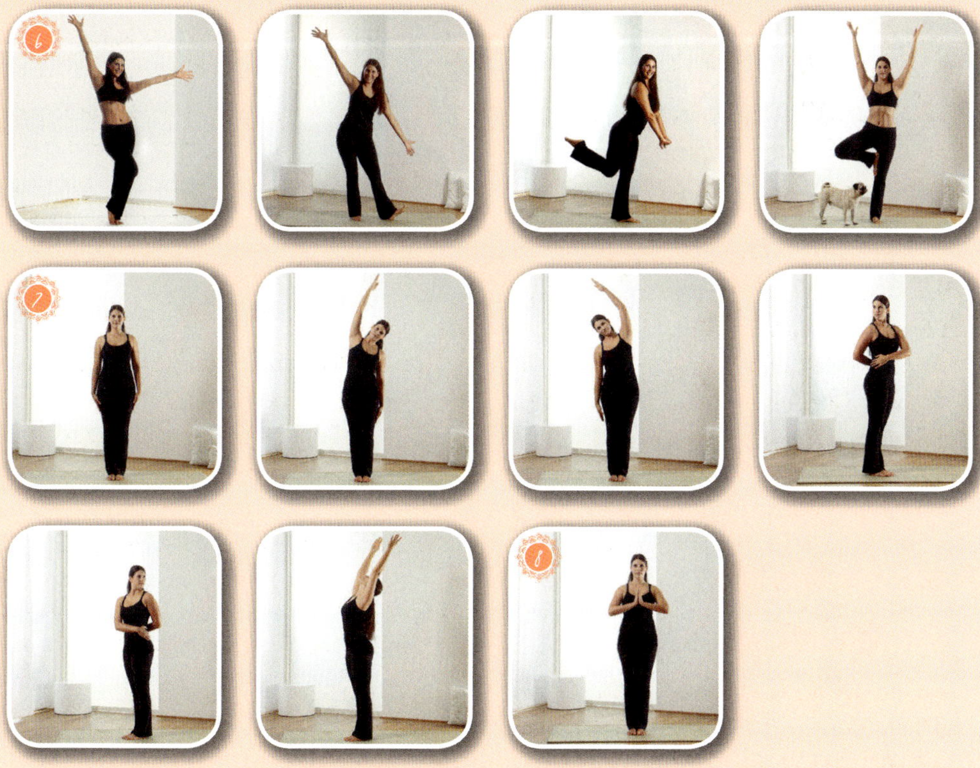

Sequenz bei verspannter Brust

Oft wird die Rolle der Brustmuskulatur bei Nacken- und Schulterschmerzen unterschätzt. Dabei erhöht langes, nach vorn gebeugtes Sitzen bei der Arbeit und bei vielen sportlichen Aktivitäten (zum Beispiel Radfahren) die Spannung der Brustmuskulatur, die dich in der Folge noch mehr nach vorn zieht. Wenn dies bei dir der Fall ist, wird dir aufrechtes Sitzen schwerfallen oder vielleicht sogar erst einmal nicht möglich sein. Da hilft es logischerweise, deine Brustmuskulatur sanft und mit der Zeit intensiver zu dehnen. Aus diesem Buch kommen dafür besonders gut die folgenden Übungen infrage:

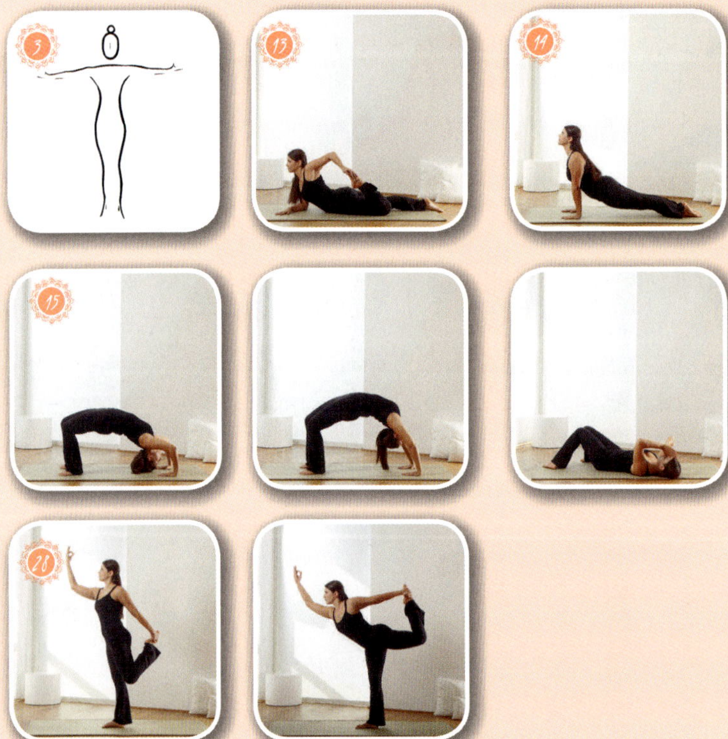

Sequenz bei Spannungskopfschmerz

Spannungskopfschmerzen sind die häufigste Kopfschmerzart. Vielleicht bist du ja auch gelegentlich davon betroffen. Meist ist der Schmerz dumpfer und beidseitiger Natur, nicht so stechend und einschränkend wie bei Migräne, aber dennoch sehr beeinträchtigend. Spannungskopfschmerzen sind nicht nur, aber auch auf Verspannungen im Nacken- oder Schulterbereich zurückzuführen. Deshalb lohnen sich die folgenden Übungen:

Aus Praxisteil 1: Geniale Übungen zur Entspannung

Achtung: Wenn du unter chronischen Spannungskopfschmerzen leidest, solltest du auf jeden Fall einen Arzt konsultieren, um einer möglichen anderen Ursache als Nacken- und Schulterverspannungen auf die Spur zu kommen.

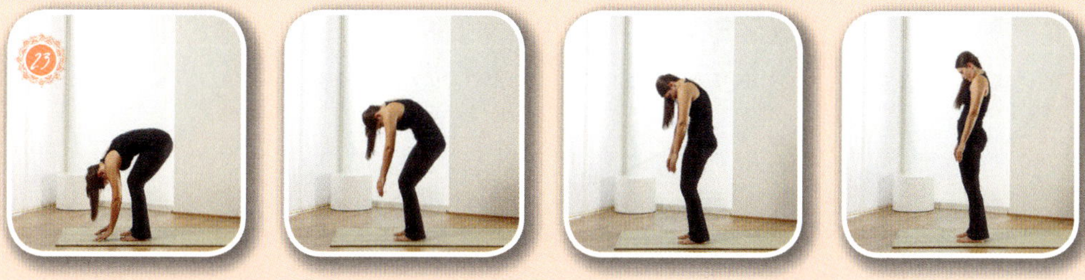

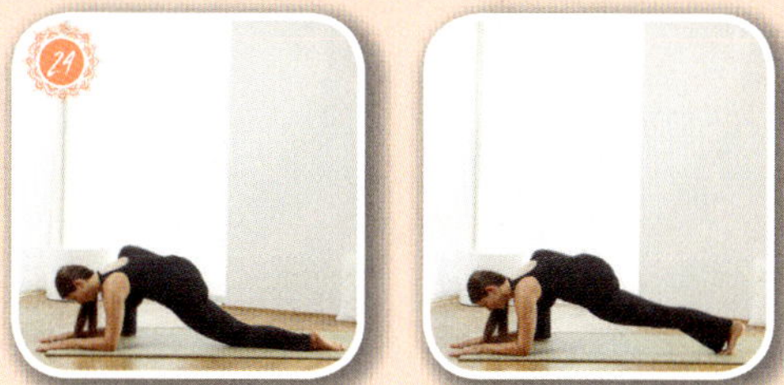

Ebenso solltest du bei folgenden Schmerzen auf jeden Fall den Arzt konsultieren: Bei ausstrahlenden Schmerzen vom Nacken in Richtung Schulter oder Kribbeln und Taubheit in den Armen oder bei stechenden, starken Schmerzen konsultiere bitte auf jeden Fall den Arzt und mach lieber eine Pause, bis dein Arzt dir wieder grünes Licht gibt. Diese Art von Schmerzen könnten auf Folgendes hinweisen und müssen behandelt werden:

- Bandscheibenvorfall in der Halswirbelsäule
- Schleimbeutelentzündung
- Sehnenriss, Riss der Rotatorenmanschette
- Luxation der Schulter (ausgekugeltes Schultergelenk)
- Fraktur des Schlüsselbeins
- etc.

Fotoregister

GENIALE ÜBUNGEN ZUR ENTSPANNUNG

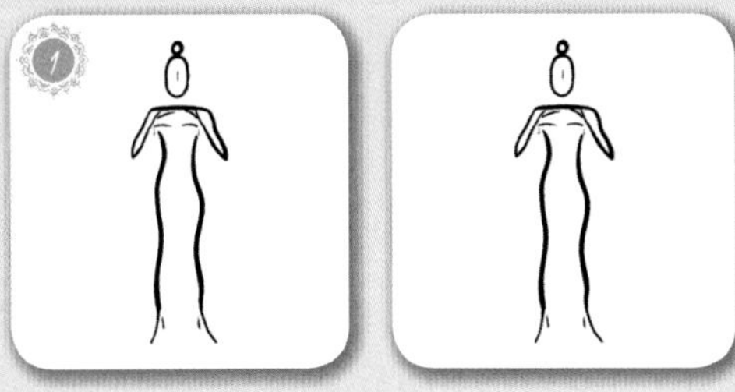

Selbstmassage

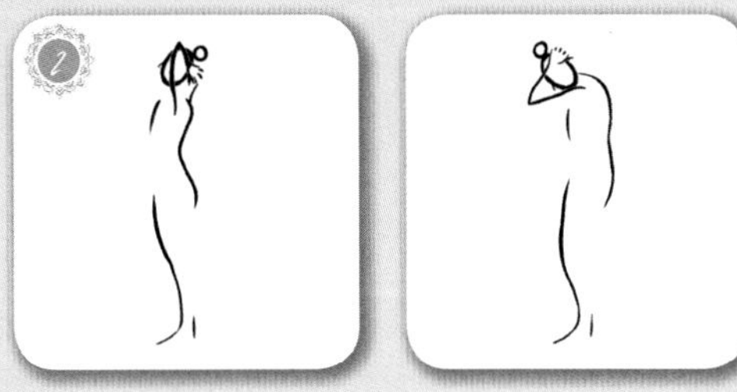

Nacken lang ziehen

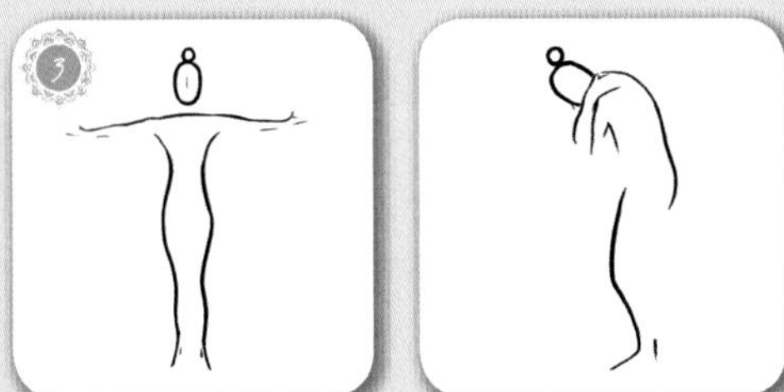

Selbstumarmung

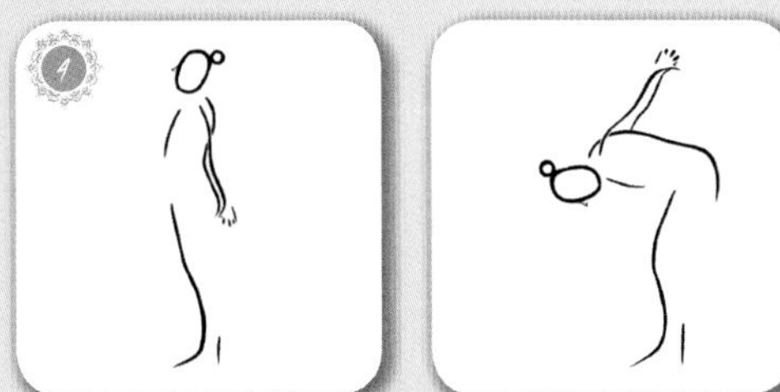

Schultergürtel dehnen

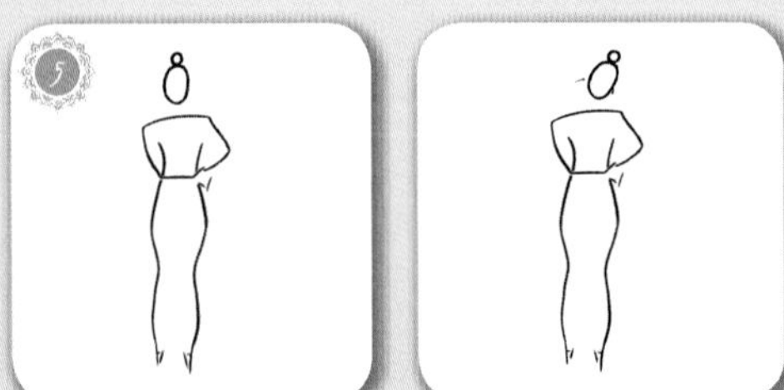

Seitliche Nackenmuskulatur dehnen

GENIALE ÜBUNGEN ZUR MOBILISIERUNG: Schlenkern, Schütteln und Schwingen

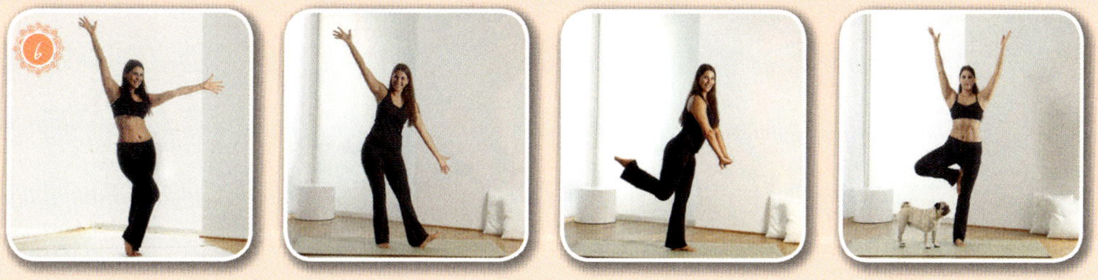

FUNNY ARMS Lustige Arme

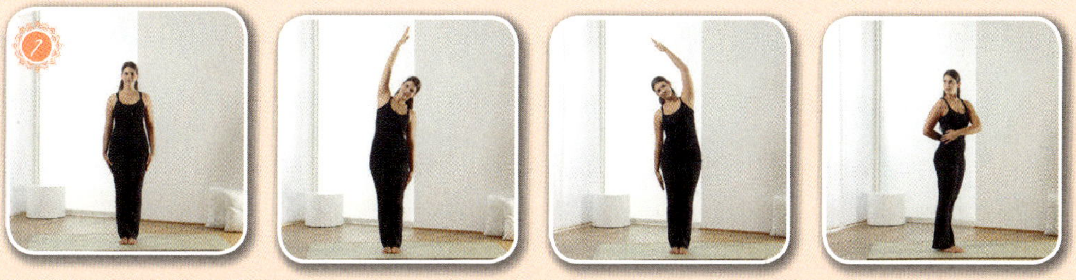

TADASANA Bergposition (Variationen)

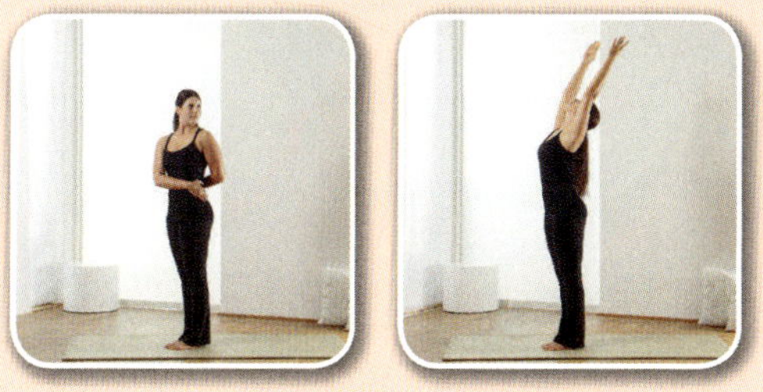

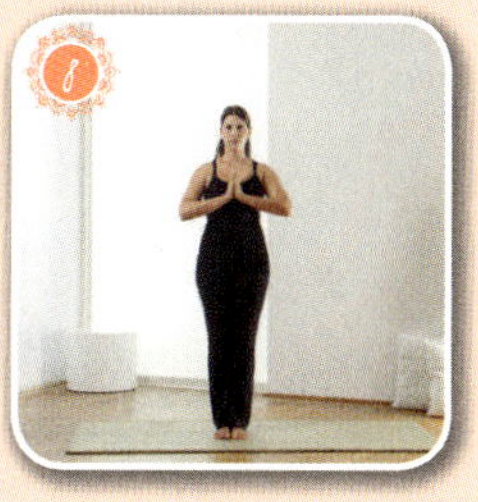

NAMASTE
Grußhaltung (dynamisch)

GENIALE ÜBUNGEN zur Stärkung deiner Schultern und deines Nackens

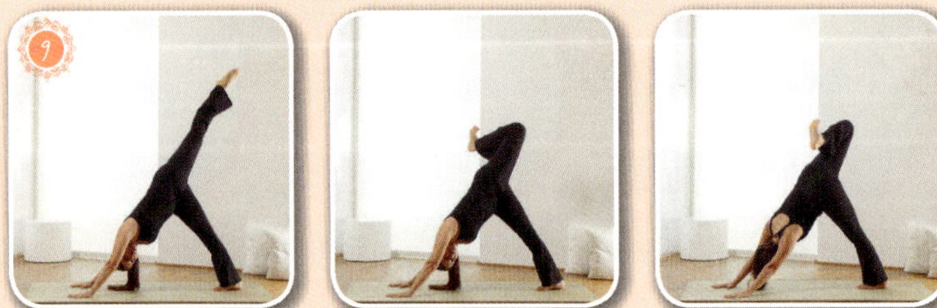

EKA PADA ADHO MUKHA SHVANASANA
Einbeiniger Herabschauender Hund

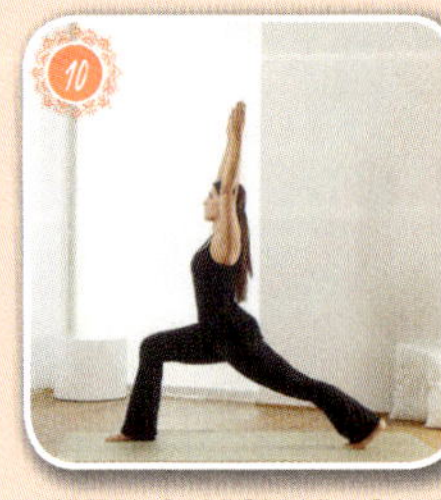

ASHVA SANCHALASANA
Hoher Ausfallschritt

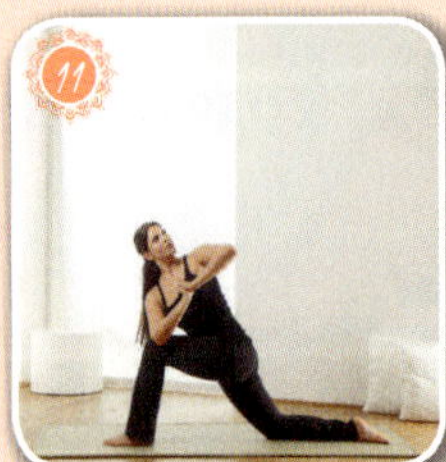

PARIVRITTI PARSHVA KONASANA
Gedrehter Seitwinkel

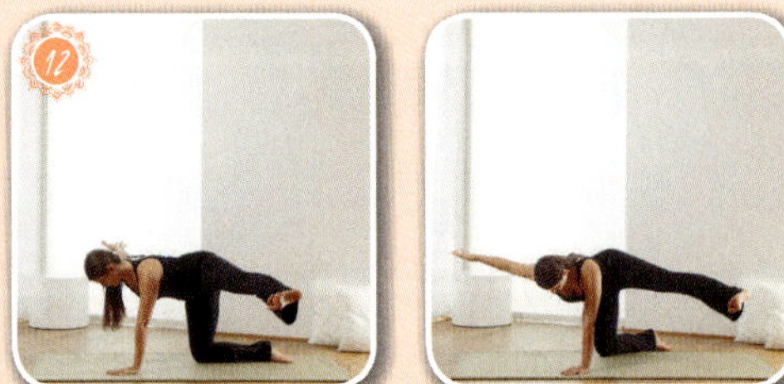

DWIANGA PARSHVA UTTHITA GOASANA / Schiefes Flugzeug

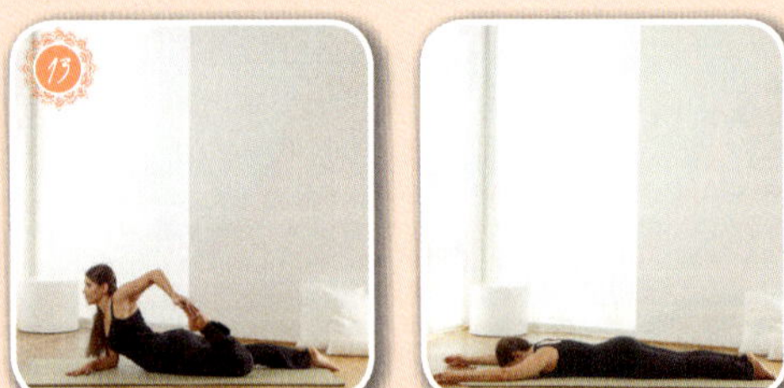

BEKASANA / Der Frosch

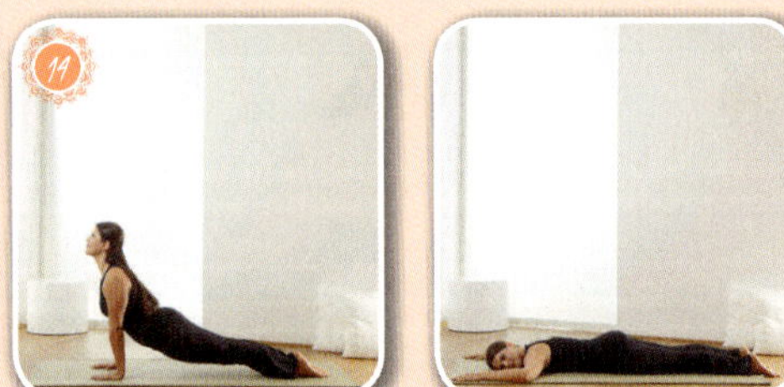

URDHVA MUKHA SHVANASANA
Heraufschauender Hund

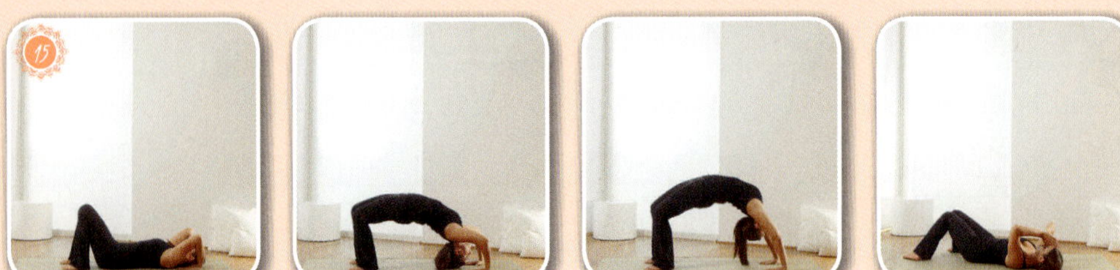

URDHVA DANURASANA / Volles Rad

Sequenz für Experimentierfreudige

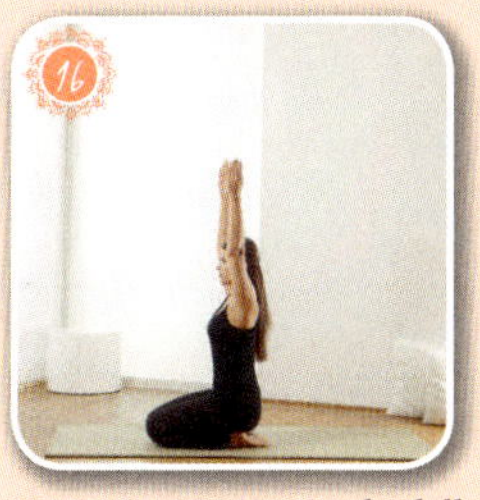

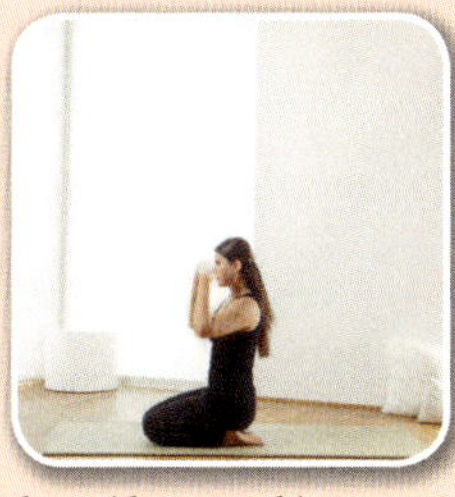
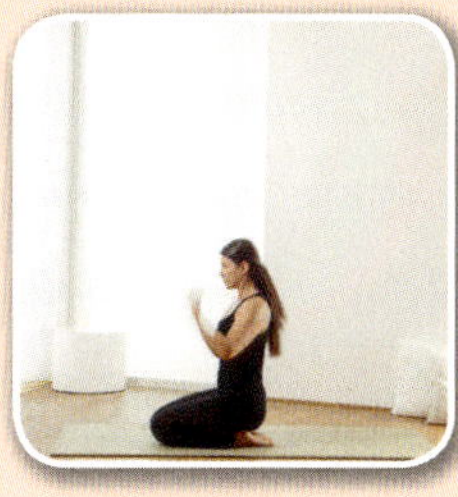
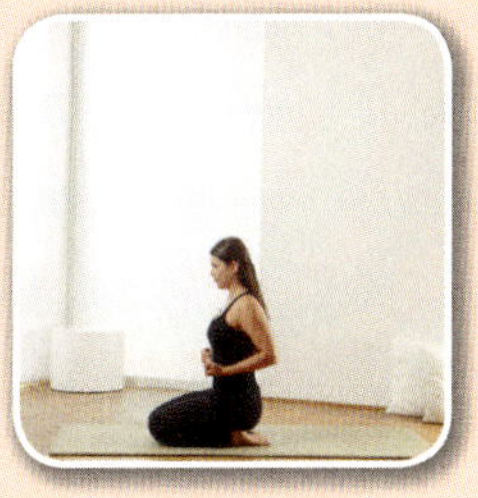

KAPALABHATI / Schädelleuchten (dynamisch)

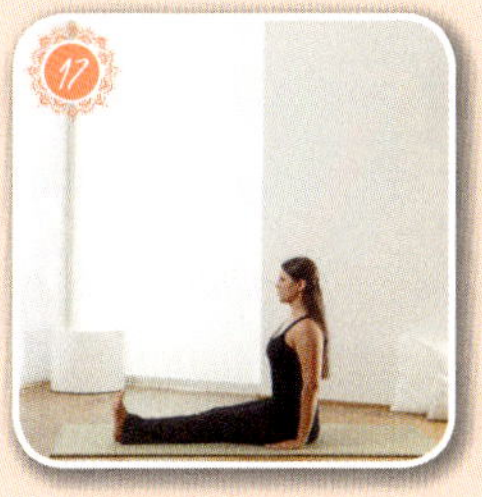

DANDASANA
Stock (dynamisch)

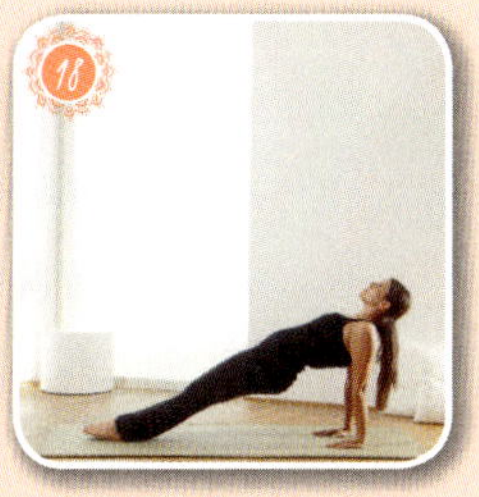

PURVOTTANASANA
Umgedrehtes Brett

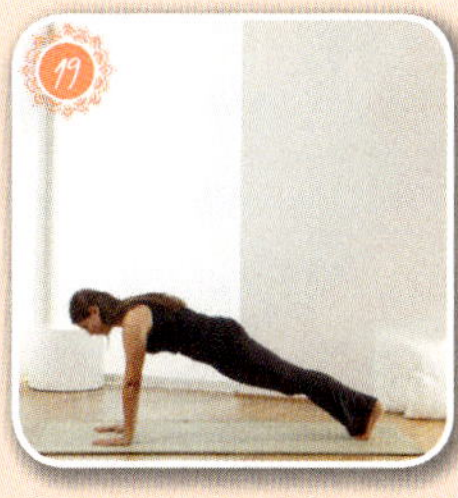

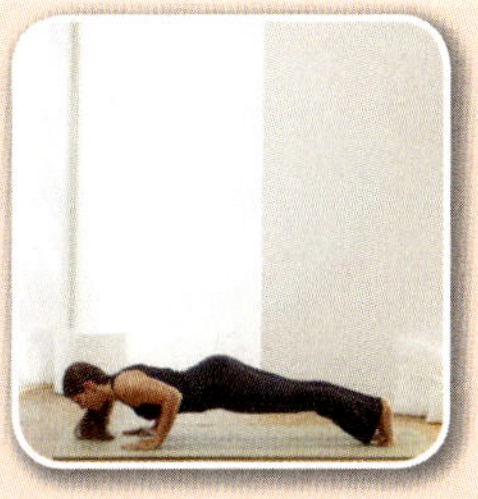

SALAMBA DANDASANA
CHATTURANGA – Brett <> Liegestütz

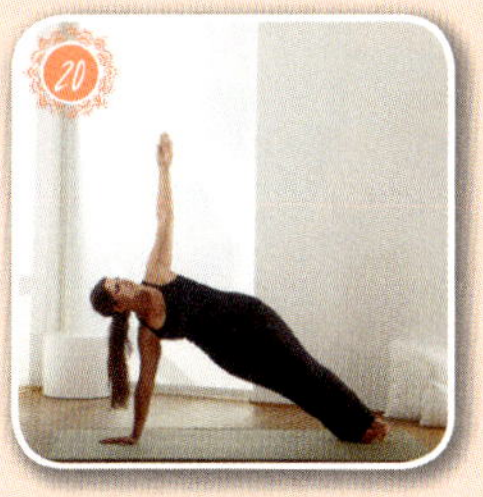

VASISTHASANA
VRIKSHASANA
Seitstütz mit Baum

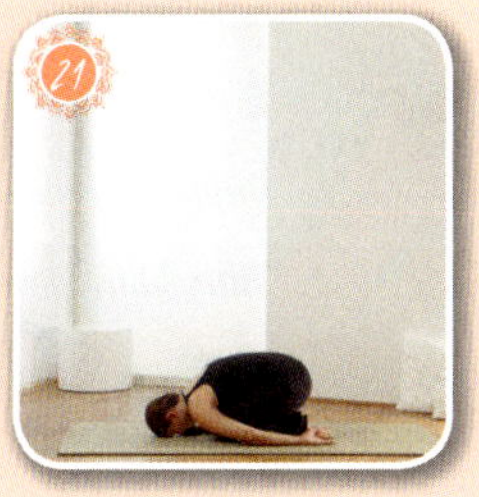

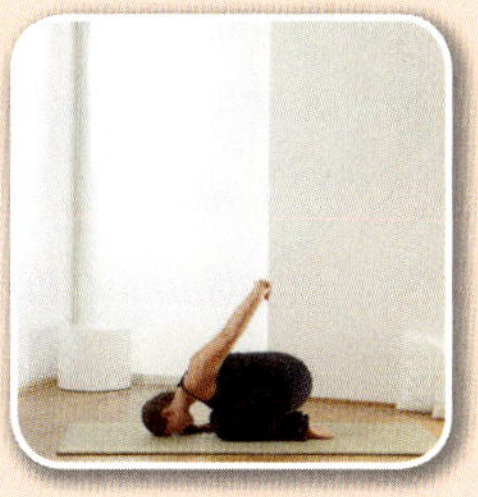
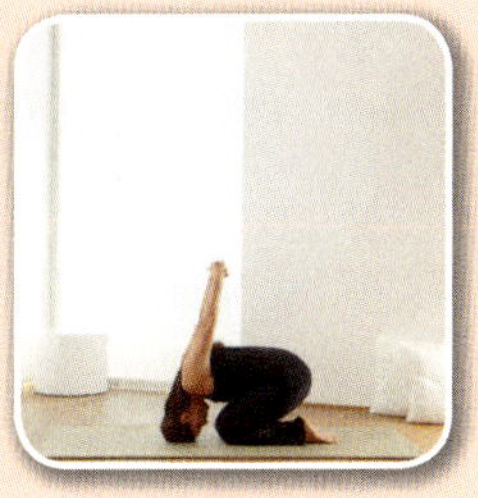

SHASHANGASANA / Kaninchen

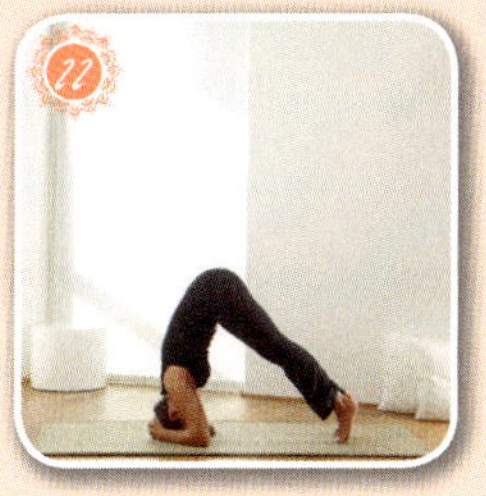

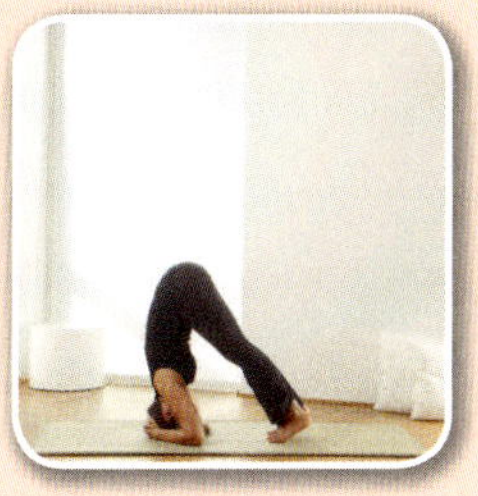
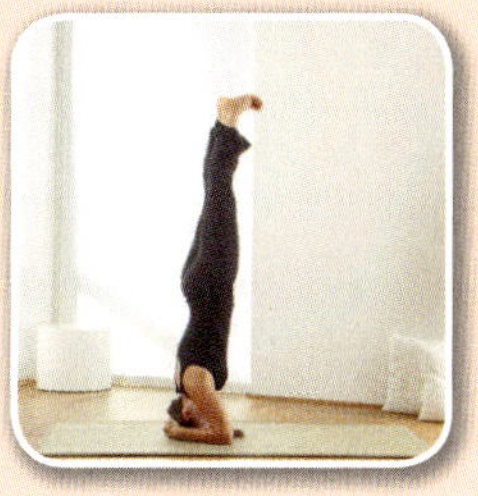

SALAMBA SHIRSHASANA I & II / Gestützter Kopfstand I & II

GENIALE ÜBUNGEN zur Dehnung deiner Schultern und deines Nackens

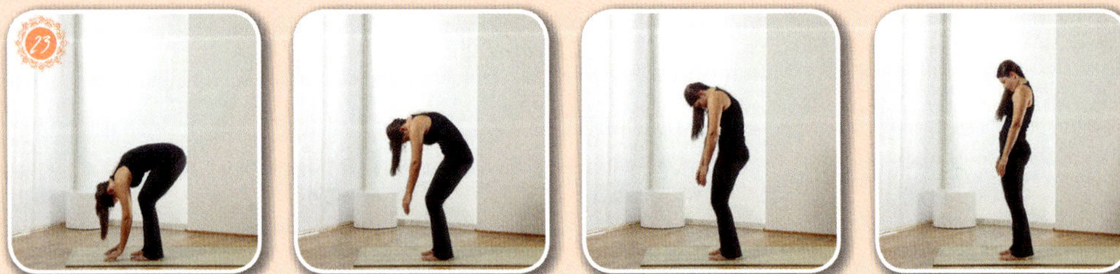

UTTANASANA – TADASANA – »DANGLING« / Vorbeuge – Bergposition

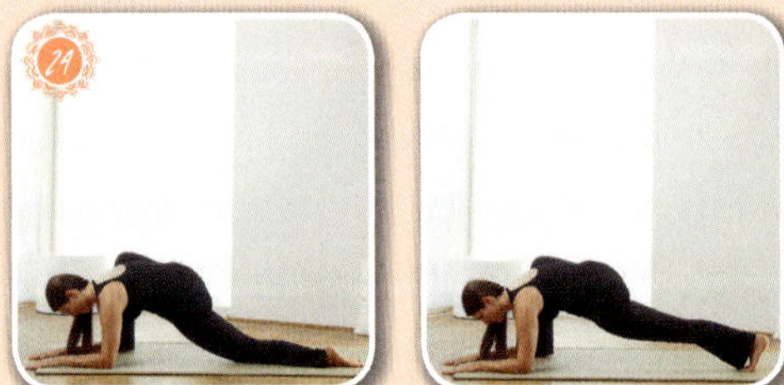

UTTHAN PRISTHASANA / Eidechse

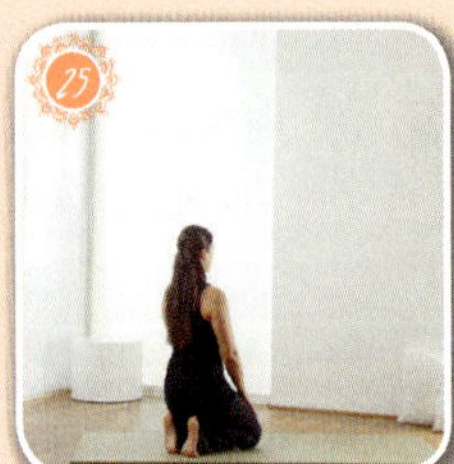

VARASANA / Fersensitz mit Armvariationen

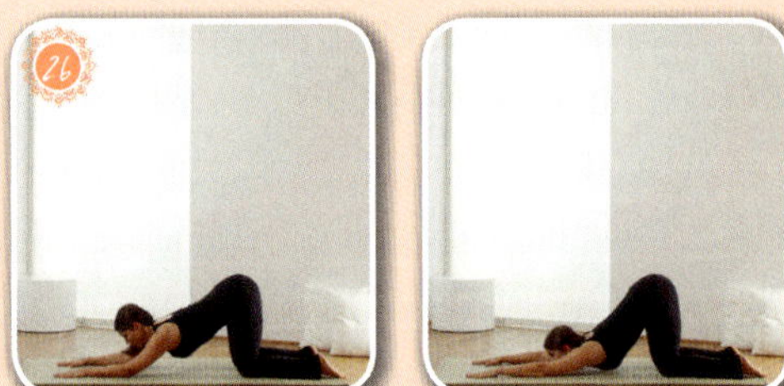

ANAHATA ASANA / Herzposition

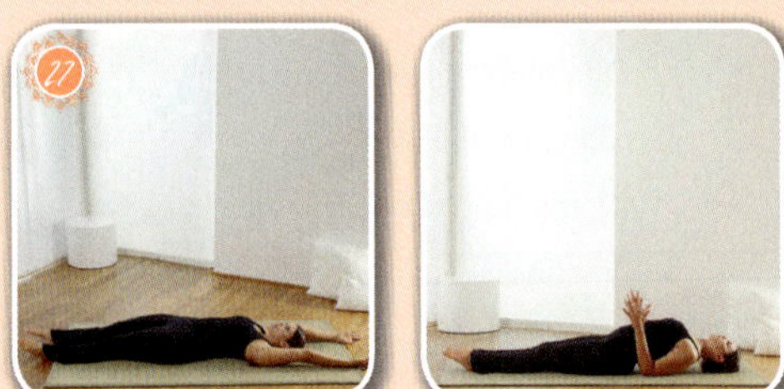

MATSYASANA / Fisch (dynamisch)

Sequenz für Experimentierfreudige

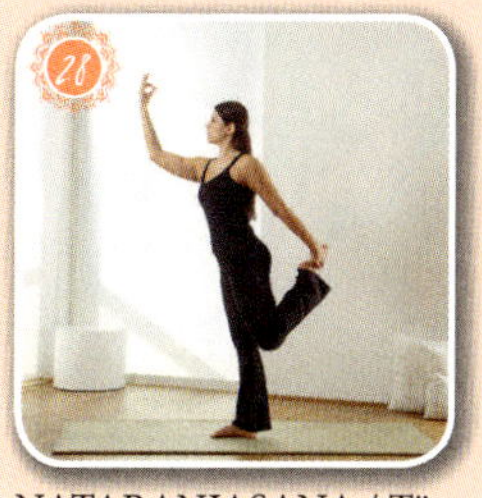

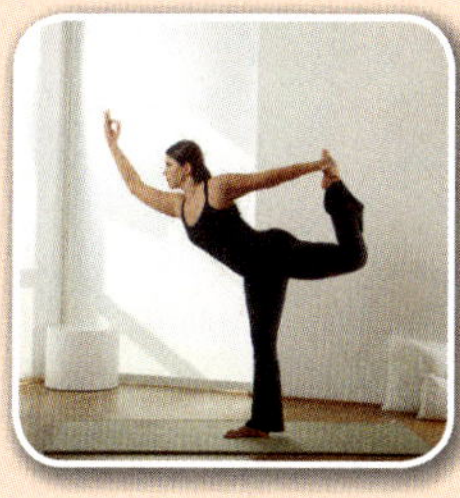

NATARANJASANA / Tänzer

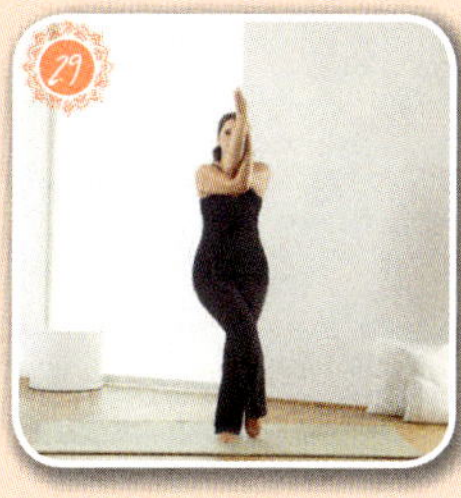

GARUDASANA / Adler

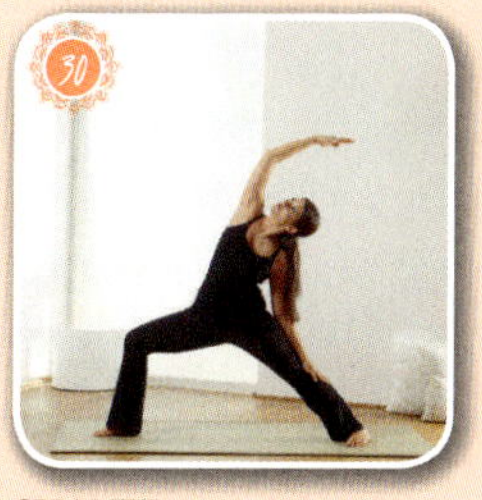

SHANTI
VIRABHADRASANA
Friedvoller Krieger

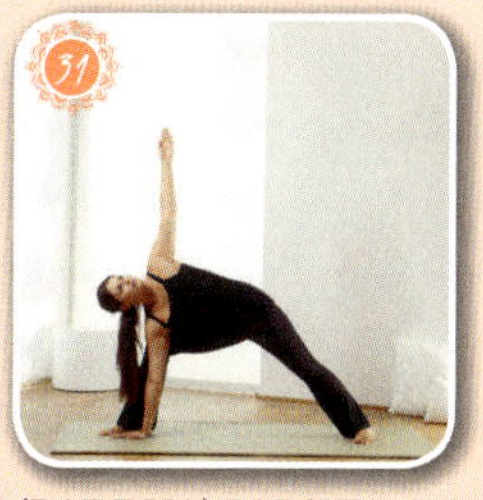

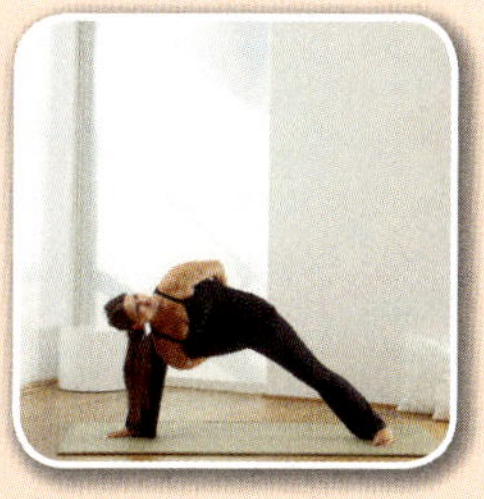

(BADDHA) PARSHVA KONASANA
(Gebundener) Seitwinkel

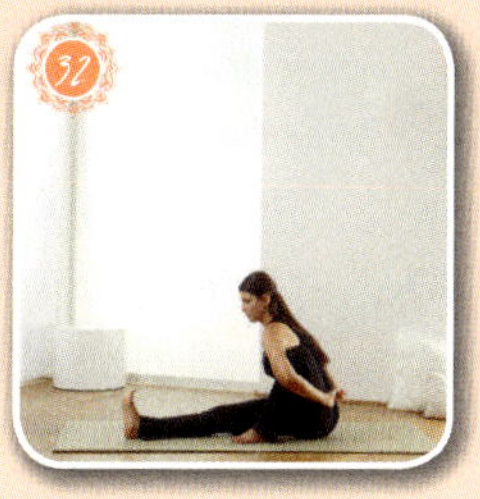

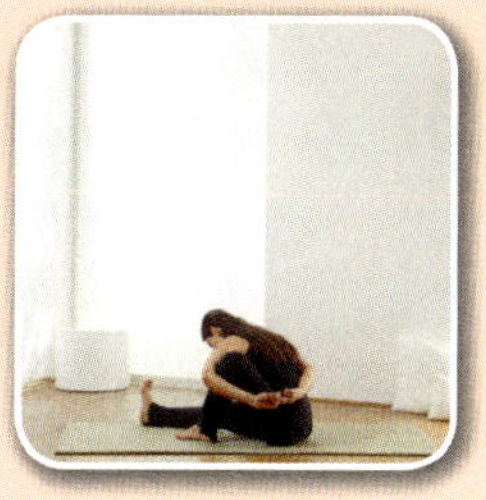

MARICHIASANA A
Gebundene einbeinige Vorbeuge A (sitzend)

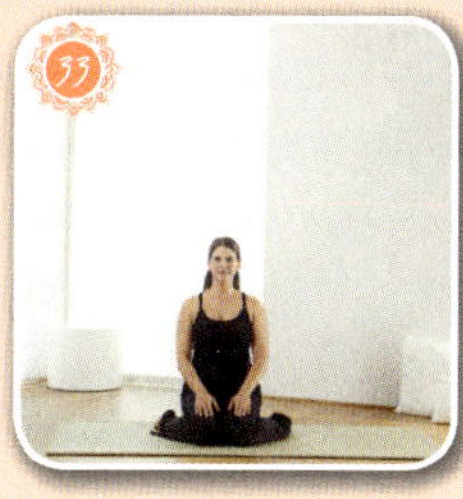

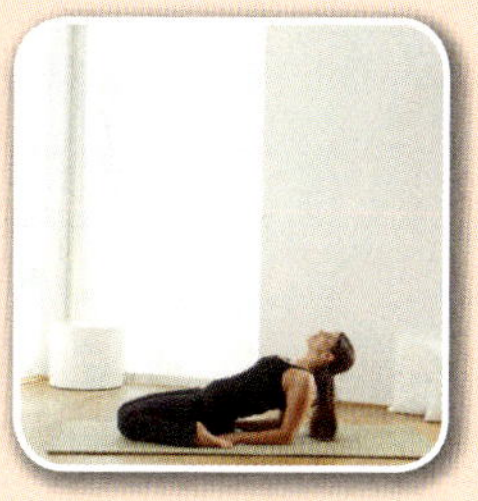

SUPTA VIRASANA
Liegender Held

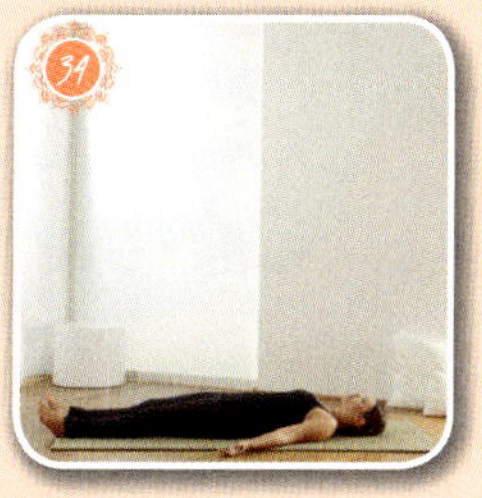

SHAVASANA / Totenposition

Locker und geschmeidig in den Schultern … und im Leben

Ich hoffe natürlich in erster Linie, dass du dank der Übungen in diesem Buch eine deutliche Verbesserung deiner Schulter- und Nackenbeschwerden verspürst und diesen langfristig und nachhaltig vorbeugen kannst.
Genauso hoffe ich aber auch, dass sich die neu gefundene Lockerheit auch in deinem normalen Alltagsleben manifestiert und dass du vielleicht mehr darauf achtest, was du dir so alles auf die Schultern lädst. Dass sich die Achtsamkeit, die du deiner äußeren würdevollen Haltung schenkst, auch auf deine innere Haltung auswirkt und du dich damit auf allen Ebenen – körperlich, mental und emotional – besser im Sinne von entspannter und geschmeidiger, aber auch stabiler und kräftiger fühlst. Auf dass du nicht nur schmerzfrei und entspannt in deiner Schulter- und Nackenpartie bist, sondern insgesamt immer schön locker durchs Leben gehen kannst.

In diesem Sinne, Namaste! Deine Inge

DANKE!

Dankbarkeit zu üben ist eine der schönsten Praktiken im Yoga. Deshalb bedanke ich mich sehr gern bei all meinen großartigen Lehrern, dank derer ich überhaupt in der Lage bin, mein Wissen weiterzugeben. Bei meinen wunderbaren Ausbildungslehrern von der Couch, Sampoorna Yoga, Lala, Jo Phee, Dr. Günter Niessen und bei den vielen anderen tollen Lehrern nah und fern, bei denen ich intensiv über Yoga lernen durfte. Bei meinen herzallerliebsten Co-Lehrern in den Retreats, dieses Mal besonders bei Beate und Ellen, die 2010 auf Formentera beim allerersten Retreat als Co-Lehrerinnen dabei waren. Und natürlich bei meinen wunderbaren Yoginis und Yogis, die an meinen Retreats und Workshops teilnehmen. Ich lerne jeden Tag von euch allen dazu!

Mein großer Dank geht natürlich auch an den Verlag und all die festen und freien Mitarbeiter, die sich für meine Bücher einsetzen, sei es in der Herstellung, im Marketing und Vertrieb oder in der Buchhaltung etc. Für das schöne Layout danke ich Claudia Sanna, für das fundierte Lektorat Anke Schenker und für das sorgfältige Korrektorat Rita Krajicek und Monika Zemene. Und vor allem danke ich Silvia Vrablecova, meiner herzerfrischenden Lektorin, mit der es ein großes Vergnügen ist zusammenzuarbeiten!

Last, but by no means least danke ich dir, liebe Leserin, lieber Leser, aus vollem Herzen!

Für Beate und Ellen

Tipps zum Weiterlesen

Marc Stephens: *Yoga-Therapie*, riva, 2019
Dr. Ronald Steiner: *Der Yoga Doc*, riva 2019
Anna Trökes: *Yoga Hausapotheke*, GU, 2018
Remo Rittiner, Dr. med. Ingfried Hobert: *Yogatherapie und ganzheitliche Medizin*, Via Nova 2017
Dr. med. Christian Larsen, Christiane Wolff, Eva Hager-Forstenlechner: *Medical Yoga 2*, Trias 2016
Gertrud Hirschi, Barbara Kündig: *Rückenyoga*, Trias 2014
Leslie Kaminoff: *Yoga Anatomie*, Riva 2013
Dr. med. Christian Larsen, Christiane Wolff, Eva Hager-Forstenlechner: *Medical Yoga*, Trias 2012

Über die Autorin

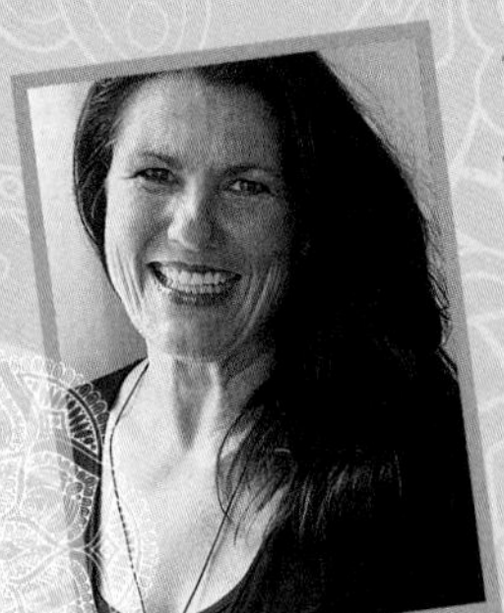

Inge Schöps ist zertifizierte Yogalehrerin, Buchautorin und Mental Coach aus Köln. Sie gründete 2009 »Yoga-On« und bietet heute Yoga in Verbindung mit Retreats, Coachings und Workshops an. Ihr »Yoga: Das große Praxisbuch für Einsteiger und Fortgeschrittene« wurde zum Bestseller und in mehrere Sprachen übersetzt. Bevor sie zum Yoga kam, war die studierte Übersetzerin und MBA-Absolventin in diversen Führungspositionen für international ausgerichtete Verlagshäuser tätig.

www.yoga-on.com

Bücher der Autorin

Yoga – Das große Praxisbuch für Einsteiger & Fortgeschrittene, Parragon 2009
Yoga Pur, O.W. Barth 2015
Yoga for EveryBody. 44 Basic-Asanas für Einsteiger, Knaur MensSana 2017
Yoga for EveryBody – Gesunder Rücken. Die 20 wirksamsten Übungen bei Rückenschmerzen, Knaur MensSana 2018
Yoga Bullet Journal – Zur Inspiration und Planung deiner Praxis, Wünsche und Ziele, Knaur Balance 2019